W0253595

Medizinische Informatik und Statistik

Band 1: Medizinische Informatik 1975. Frühjahrstagung des Fachbereiches Informatik der GMDS. Herausgegeben von P. L. Reichertz. VII, 277 Seiten. 1976.

Band 2: Alternativen medizinischer Datenverarbeitung. Fachtagung München-Großhadern 1976. Herausgegeben von H. K. Selbmann, K. Überla und R. Greiller. VI, 175 Seiten. 1976.

Band 3: Informatics and Medecine. An Advanced Course. Edited by P. L. Reichertz and G. Goos. VIII, 712 pages. 1977.

Band 4: Klartextverarbeitung. Frühjahrstagung, Gießen, 1977. Herausgegeben von F. Wingert. V, 161 Seiten. 1978.

Band 5: N. Wermuth, Zusammenhangsanalysen Medizinischer Daten. XII, 115 Seiten. 1978.

Band 6: U. Ranft, Zur Mechanik und Regelung des Herzkreislaufsystems. Ein digitales Simulationsmodell. XV, 192 Seiten. 1978.

Band 7: Langzeitstudien über Nebenwirkungen Kontrazeption – Stand und Planung. Symposium der Studiengruppe „Nebenwirkungen oraler Kontrazeptiva – Entwicklungsphase", München 1977. Herausgegeben von U. Kellhammer. VI, 254 Seiten. 1978.

Band 8: Simulationsmethoden in der Medizin und Biologie. Workshop, Hannover, 1977. Herausgegeben von B. Schneider und U. Ranft. XI, 496 Seiten. 1978.

Band 9: 15 Jahre Medizinische Statistik und Dokumentation. Herausgegeben von H.-J. Lange, J. Michaelis und K. Überla. VI, 205 Seiten. 1978.

Band 10: Perspektiven der Gesundheitssystemforschung. Frühjahrstagung, Wuppertal, 1978. Herausgegeben von W. van Eimeren. V, 171 Seiten. 1978.

Band 11: U. Feldmann, Wachstumskinetik. Mathematische Modelle und Methoden zur Analyse altersabhängiger populationskinetischer Prozesse. VIII, 137 Seiten. 1979.

Band 12: Juristische Probleme der Datenverarbeitung in der Medizin. GMDS/GRVI Datenschutz-Workshop 1979. Herausgegeben von W. Kilian und A. J. Porth. VIII, 167 Seiten. 1979.

Band 13: S. Biefang, W. Köpcke und M. A. Schreiber, Manual für die Planung und Durchführung von Therapiestudien. IV, 92 Seiten. 1979.

Band 14: Datenpräsentation. Frühjahrstagung, Heidelberg 1979. Herausgegeben von J. R. Möhr und C. O. Köhler. XVI, 318 Seiten. 1979.

Band 15: Probleme einer systematischen Früherkennung. 6. Frühjahrstagung, Heidelberg 1979. Herausgegeben von W. van Eimeren und A. Neiß. VI, 176 Seiten, 1979.

Band 16: Informationsverarbeitung in der Medizin -Wege und Irrwege-. Herausgegeben von C. Th. Ehlers und R. Klar. XI, 796 Seiten. 1979.

Band 17: Biometrie – heute und morgen. Interregionales Biometrisches Kolloquium 1980. Herausgegeben von W. Köpcke und K. Überla. X, 369 Seiten. 1980.

Band 18: R.-J. Fischer, Automatische Schreibfehlerkorrektur in Texten. Anwendung auf ein medizinisches Lexikon. X, 89 Seiten. 1980.

Band 19: H. J. Rath, Peristaltische Strömungen. VIII, 119 Seiten. 1980.

Band 20: Robuste Verfahren. 25. Biometrisches Kolloquium der Deutschen Region der Internationalen Biometrischen Gesellschaft, Bad Nauheim, März 1979. Herausgegeben von H. Nowak und R. Zentgraf. V, 121 Seiten. 1980.

Band 21: Betriebsärztliche Informationssysteme. Frühjahrstagung, München, 1980. Herausgegeben von J. R. Möhr und C. O. Köhler. (vergriffen)

Band 22: Modelle in der Medizin. Theorie und Praxis. Herausgegeben von H. J. Jesdinsky und V. Weidtman. XIX, 786 Seiten. 1980.

Band 23: Th. Kriedel, Effizienzanalysen von Gesundheitsprojekten. Diskussion und Anwendung auf Epilepsieambulanzen. XI, 287 Seiten. 1980.

Band 24: G. K. Wolf, Klinische Forschung mittels verteilungsunabhängiger Methoden. X, 141 Seiten. 1980.

Band 25: Ausbildung in Medizinischer Dokumentation, Statistik und Datenverarbeitung. Herausgegeben von W. Gaus. X, 122 Seiten. 1981.

Band 26: Explorative Datenanalyse. Frühjahrstagung, München, 1980. Herausgegeben von N. Victor, W. Lehmacher und W. van Eimeren. V, 211 Seiten. 1980.

Band 27: Systeme und Signalverarbeitung in der Nuklearmedizin. Frühjahrstagung, München, März 1980. Proceedings. Herausgegeben von S. J. Pöppl und D. P. Pretschner. IX, 317 Seiten. 1981.

Band 28: Nachsorge und Krankheitsverlaufsanalyse. 25. Jahrestagung der GMDS, Erlangen, September 1980. Herausgegeben von L. Horbach und C. Duhme. XII, 697 Seiten. 1981.

Band 29: Datenquellen für Sozialmedizin und Epidemiologie. Herausgegeben von R. Brennecke, E. Greiser, H. A. Paul und E. Schach. VIII, 277 Seiten. 1981.

Band 30: D. Möller, Ein geschlossenes nichtlineares Modell zur Simulation des Kurzzeitverhaltens des Kreislaufsystems und seine Anwendung zur Identifikation. XV, 225 Seiten. 1981.

Band 31: Qualitätssicherung in der Medizin. Probleme und Lösungsansätze. GMDS-Frühjahrstagung, Tübingen, 1981. Herausgegeben von H. K. Selbmann, F. W. Schwartz und W. van Eimeren. VII, 199 Seiten. 1981.

Band 32: Otto Richter, Mathematische Modelle für die klinische Forschung: enzymatische und pharmakokinetische Prozesse. IX, 196 Seiten, 1981.

Band 33: Therapiestudien. 26. Jahrestagung der GMDS, Gießen, September 1981. Herausgegeben von N. Victor, J. Dudeck und E. P. Broszio. VII, 600 Seiten. 1981.

Medizinische Informatik und Statistik

Herausgeber: S. Koller, P. L. Reichertz und K. Überla

45

Wolfgang Lordieck
Peter L. Reichertz

Die EDV in den Krankenhäusern der Bundesrepublik Deutschland

Das Ergebnis einer Umfrage

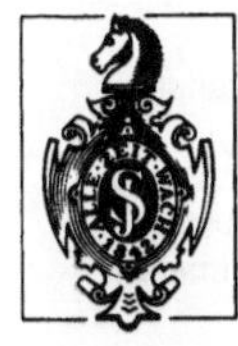

Springer-Verlag
Berlin Heidelberg New York Tokyo 1983

Autoren

Wolfgang Lordieck
Asternweg 85, 2725 Hemsbüde

Peter L. Reichertz
Institut für Medizinische Informatik, Medizinische Hochschule Hannover
Postfach 61 01 80, 3000 Hannover

ISBN-13:978-3-540-12704-8 e-ISBN-13:978-3-642-82108-0
DOI: 10.1007/978-3-642-82108-0

2145/3140-543210

VORWORT

Mit der zunehmenden Anwendung der Informationstechnologie in der Medizin wächst die Notwendigkeit, die Medizinische Informatik als neue wissenschaftliche Disziplin mit dem methodischen Rüstzeug auszustatten, das es gestatten soll, die systemanalytische Technik in die Medizin dort einzuführen, wo sie sinnvoll ist.

Eine Voraussetzung dazu ist die Etablierung von entsprechenden Studiengängen, in denen Medizinische Informatik gelehrt wird. An sechs bundesdeutschen Universitäten ist im Diplomhauptstudiengang 'Informatik' das Nebenfach 'Medizinische Informatik' eingeführt worden, an weiteren ist ein solcher Schritt in Vorbereitung. Ein gemeinsamer Diplomstudiengang der Universität Heidelberg mit der Fachhochschule Heilbronn blickt jetzt auf eine bereits zehnjährige Erfahrung einer integrierten Ausbildung in Medizinischer Informatik zurück. Der Stand der Ausbildung insgesamt wird in /29/ und /30, 31/ beschrieben.

Diese Studie basiert auf einer Studien /19/- und Diplomarbeit /20/ aus einem solchen Studiengang (Technische Universität Braunschweig/Med. Hochschule Hannover). Sie ist ein Beispiel für das Interesse der Studenten und die Breite der Betätigungsmöglichkeit für dieses neue Berufsbild.

Bei der raschen Entwicklung der Datenverarbeitung, besonders in der Medizin, werden häufig Situationen aus Erfahrungen, Meinungen oder Ansichten heraus beurteilt. Oft sind auch politische Entscheidungen für die Anschaffung z.B. einer bestimmten Hardware oder Software bestimmend bzw. werden von Landesbehörden beeinflusst. Ziel dieser Studie ist es, Meinungen, Ansichten und Überzeugungen Fakten gegenüberzustellen und Daten vorzulegen, auf die weitere Entscheidungen begründet werden können.

Besonderer Dank gebührt den Krankenhäusern bzw. ihren Verwaltungsleitern, welche sich in einem für eine solche Umfrage hohen Masse der Mühe unterzogen haben, den umfangreichen Fragebogen auszufüllen und zurückzuschicken. Leider ist es kaum möglich, jedem einzelnen zu danken. Es bleibt aber zu hoffen, dass die jetzt hier vorgelegte Studie denjenigen, welche sich bei der Befragung beteiligt haben, interessante Informationen und Anregungen bietet.

Frau Chami, Frau Peter und Frau Heimers waren bei der Bearbeitung des Manuskripts behilflich, Frau Piccolo half bei der Durchsicht. Ihnen gilt mein besonderer Dank. Die Fa. SMS Deutschland GmbH unterstützte dankenswerterweise die Datenerhebung für diese Studie.

Hannover, im August 1983

P.L. Reichertz

INHALTSVERZEICHNIS

VORWORT

TEIL I -- Umfrage, Repraesentanz und Auswertverfahren

Kapitel

TEIL II -- Ergebnisse

Kapitel

LISTE DER ABBILDUNGEN

LISTE DER TABELLEN

LISTE DER DEFINITIONEN

TEIL I

UMFRAGE, REPRAESENTANZ UND AUSWERTVERFAHREN

Kapitel 1

EINFUEHRUNG, PROBLEMBESCHREIBUNG UND ZIELDEFINITION

Die elektronische Datenverarbeitung (EDV) ist nicht nur in der Wirtschaft, im Handel und in der Industrie der Bundesrepublik Deutschland ein wichtiger Bestandteil zur Bewältigung der immer komplexer werdenden Probleme, sondern hat auch im Gesundheitswesen, insbesondere in den Krankenhäusern und Einrichtungen der stationären und rehabilitativen Versorgung, einen hohen Stellenwert erhalten. Dieser Entwicklung liegt die wachsende Zahl von Informationen über Patienten und der zunehmende Kenntnisstand der Medizin zugrunde ebenso wie die Notwendigkeit effizienter betrieblicher Führung und das Erfordernis der Transparenz und der Eindämmung steigender Kosten im Gesundheitswesen.

Viele deutsche Krankenhäuser setzen die EDV für ihre Aufgaben ein. Dazu gibt es Beschreibungen über einzelne spezielle Implementierungskonzepte, über besondere Applikationen der EDV im administrativen und medizinischen Bereich und Studien über Realisierungen von umfassenderen EDV-Lösungen in grösseren Krankenhäusern und Kliniken (z.B./24/).

Eine Darstellung, wie umfangreich und tief die EDV in den verschiedenen Krankenhäusern überhaupt eingesetzt wird und geplant ist, liegt bisher nicht vor. Diese Arbeit ist der Versuch, eine solche Beschreibung mit Hilfe einer Systemanalyse zu erstellen.

Sie soll den gegenwärtigen Stand der Entwicklung darstellen und als Entscheidungsunterlage für weitere Planungen dienen. Häufig wird die Entscheidung der Krankenhäuser im Hinblick auf den EDV-Einsatz extern (mit)bestimmt. Mit Sicherheit werden daher einzelne Ergebnisse Tendenzen oder Richtlinien übergeordneter Träger oder von Landesbehörden widerspiegeln. Umso mehr scheint es von Interesse, diese und eigene Tendenzen zu erkennen z.B. gegenüber bestimmten Hardwarekonzepten oder Softwarestrategien.

Die Anwendung in Krankenhäusern berührt sowohl die administrativen sowie die eigentlichen medizinisch-pflegerischen Bereiche. Obgleich beide von Interesse sind, schien es doch ratsam, das Hauptaugenmerk dieser Untersuchung zunächst auf die administrativen Bereiche zu legen, zumal die medizinisch-pflegerischen meist nur in grösseren Krankenhäusern oder Universitätskliniken (bisher) zu finden sind.

Um eine homogene Struktur zu haben, wurde die Erhebung auf Fragebogenmaterial gestützt, welches von den jeweiligen Verwaltungsleitern ausgefüllt worden ist. Die gewonnenen Aussagen sind daher vorwiegend von der administrativen Problematik her zu beurteilen.

1.1 INTRODUCTION AND SCOPE OF INVESTIGATION

Electronic data processing (edp) has not only become an essential part in mastering the complex problems in business, trade and industry of the Federal Republic of Germany, but has also obtained great importance in public health, especially in hospitals and institutions of in-patient and rehabilitative care. This has been supported by the increase of information regarding patient and medical knowledge, the necessity for more efficient management of health care institutions and for cost containment of health care delivery.

A great number of German hospitals is using computers for their duties. There are descriptions of special implementations and concepts, about individual computer applications in administration and in the medical domain of the hospitals. Studies have been published about implementations of integrated information systems in bigger hospitals and centers (e.g./24/).

There is no comprehensive survey which describes the extent and profundity of the computer applications and computer projects in German hospitals. Such a survey is the purpose of this systems analysis.

The results are intended to serve as a basis for further decisions and planning because it will inform about the actual characteristics of the hospitals in the various categories.

Very often the decision concerning edp-planning and implementation is made outside the actual hospitals or is under influence from political or administrative structures. Bearing this in mind, it will be of value to recognize behavior patterns and tendencies concerning hardware and software concepts. The application areas inside the hospital concern both administrative management and patient care. Though both areas are of interest, it seemed to be advisable to concentrate on hospital management. This also because the patient care area is only supported within the Federal Republic within a few larger university-hospitals.

In order to obtain a homogeneous structure, the questionnaires were sent to the chief administrators. Consequently, the answers given are influenced by the problems seen or experienced by hospital management.

The English speaking reader will find a summary of this study and general conclusions in chapter 22.

Kapitel 2

PROBLEMBESCHREIBUNG

Die Krankenhäuser und rehabilitativen Einrichtungen in der Bundesrepublik Deutschland setzen unterschiedliche Verfahren zur Bearbeitung der anfallenden administrativen und medizinischen Daten und Informationen in ihren Häusern ein. Dabei sind in den vergangenen Jahren zunehmend Computer bzw. computerunterstützte Systeme besonders in den administrativen Bereich der Krankenhäuser eingeführt worden. Neben autonomen Lösungen im Krankenhaus wird oft von der Benutzung eines Rechenzentrums des Trägers oder eines Vertragspartners ausserhalb des Krankenhauses Gebrauch gemacht. Kombinierte Lösungen sind realisiert worden.

Bundeseinheitliche und landeseinheitliche Software unter Federführung der Anstalt für kommunale Datenverarbeitung Bayern (AKDB), der Hessischen Zentrale für Datenverarbeitung (HDZ), der Kirchlichen Gemeinschaftsstelle für elektronische Datenverarbeitung (KIGST) und des Statistischen Landesamtes Rheinland-Pfalz steht zur Verfügung. Kommerzielle Produkte werden zunehmend auf dem Markt angeboten. Einige Eigenentwicklungen in verschiedenen Krankenhäusern runden das Bild ab. Wegen dieser Vielzahl von Software-Angeboten wird es gerade dann problematisch, wenn unterschiedliche DV-Verfahren und Programmsysteme kombiniert zum Einsatz kommen sollen bzw. müssen. Ursachen dafür liegen z.T. in der Forderung, Gesetze und Erlasse zwingend berücksichtigen zu müssen mit der Konsequenz, dass eigene Wünsche in den Hintergrund treten /32/ oder dass einzelne Systeme nur Teilbereiche unterstützen. Eine Diskrepanz kann dann entstehen, wenn sich die tatsächlich sinnvollste EDV-Lösung wegen - vielleicht hinderlicher - Gesetze nicht verwirklichen lässt.

Mit der Kombination von DV-Verfahren treten aber auch technische und funktionelle Schwierigkeiten auf hinsichtlich der Anpassung der Programme und der Datenübertragbarkeit und zwar besonders dann, wenn Dialog- und Stapelbetrieb zusammenwirkend ablaufen sollen /32/.

Infolge der Zuständigkeit der Länder im Gesundheitswesen sind unterschiedliche Regelungen in den einzelnen Ländern und Regionen getroffen worden. Richtlinien seitens des Bundes sind durch das Krankenhausfinanzierungsgesetz (KHG) von 1972, die Bundespflegesatzverordnung (BPflV) von 1973 und die Verordnung über die Rechnungs- und Buchführungspflichten von Krankenhäusern (KHBV) von 1978 erlassen worden mit dem Teilziel, die kameralistische Buchführung durch die kaufmännische doppelte (doppische) Buchführung (Doppik) zu ersetzen.

Neben der doppischen Buchhaltung und der Abrechnung als Kern der Administration gibt es aber noch viele Bereiche im Krankenhaus, deren Aufgaben computerunterstützt bewältigt werden können. Schwerpunkte sind dabei der Wirtschafts-, der Organisationsbereich und die medizinischen Bereiche zur Unterstützung von ärztlichen und pflegerischen Aufgaben einschliesslich der Dokumentation und der klinischen Forschung.

Eine Umfrage aus dem Jahre 1972 /11/ untersuchte unter grundsätzlich gleichen Problemstellungen den Einsatz der EDV in 800 Krankenhäusern der Bundesrepublik Deutschland mit über 250 Betten (ohne Universitätskliniken). Nach dem Ergebnis vor 10 Jahren, dass nahezu 60% der

Häuser über 250 Betten in den folgenden Jahren den EDV-Einsatz beabsichtigen, stellt sich heute die Frage, inwieweit die Vorhaben zum Einsatz der EDV realisiert werden konnten.

In welchen Einsatzbereichen wird heute computergestützt gearbeitet? Auch die Frage der EDV-Konzeption aufgrund qualitativer Hardware- und Software-Änderungen in den letzten 10 Jahren ist nicht nur von augenblicklichem Interesse, sondern wirft zukunftsweisende Fragen und Probleme auf.

Und nicht zuletzt ist es das hohe Interesse der Krankenhausleitungen (1972 über 80%), mehr Informationen über Einsatz, Struktur und Konzeption der EDV im Krankenhaus zu erfahren, um ein zusätzliches Instrument für zukunftsorientierte Entscheidungen an der Hand zu haben. Auch jetzt gaben viele derjenigen, welche den Fragebogen beantworteten, an, sich sehr für die Ergebnisse der Umfrage zu interessieren.

2.1 ANWENDUNGSBEREICH DER GESETZLICHEN VORSCHRIFTEN

Nach Para.1 KHG (1972) dient dieses Gesetz der wirtschaftlichen Sicherung der Krankenhäuser. Keine Anwendung findet das KHG nach Para.3 auf:

1. Krankenhäuser, deren Träger der Bund ist (Lazarette der Bundeswehr)
2. Krankenhäuser im Straf- und Massregelvollzug
3. Polizeikrankenhäuser
4. Krankenhäuser der Träger der gesetzlichen Rentenversicherung der Arbeiter oder der Angestellten (LVA, BfA) oder der gesetzlichen Unfallversicherung und ihrer Vereinigungen (Berufsgenossenschaften).

Alle übrigen Krankenhäuser fallen also in den Anwendungsbereich dieses Gesetzes mit der Konsequenz, auch die durch Rechtsverordnung erlassenen Vorschriften über Rechnungs- und Buchführungspflichten erfüllen zu müssen. Nach Para.16 des KHG wird die Bundesregierung ermächtigt, mit der Zustimmung des Bundesrates eine entsprechende Verordnung zu erlassen. Ziel ist die gesetzlich vorgeschriebene kaufmännische Buchführung. Die Ermächtigung kann durch Rechtsverordnung auch auf die Länder und die obersten Landesbehörden übertragen werden. Diese Verordnung fällt dann in den Anwendungsbereich all der Krankenhäuser, die nicht durch Para.3 KHG oder Para.1 Abs.2 BPflV (1973) ausgeschlossen werden.

Para.20 der BPflV legt für das Rechnungswesen in Krankenhäusern fest, dass zur Ermittlung der Selbstkosten und für den Nachweis einer sparsamen Wirtschaftsführung die kaufmännische Buchführung und Betriebsabrechnung anzuwenden ist. Bis zum 1.1.1978 sollte die Umstellung auf kaufmännische doppelte Buchführung für alle Krankenhäuser beendet sein, die die Bundespflegesatzverordnung zu beachten haben.

Die nun seit 1978 existierende Verordnung über die Rechnungs- und Buchführungspflichten von Krankenhäusern (KHBV) schreibt verbindlich nach Para.3 Abs.1 vor:

> 'Das Krankenhaus führt seine Bücher nach den Regeln der kaufmännischen doppelten Buchführung. Die Konten sind nach dem festgelegten Kontenrahmen einzurichten'.

In Para.4 ist der Jahresabschluss erfasst. Ferner enthält das Gesetz Durchführungsbestimmungen. Die geforderte Kosten- und Leistungsrechnung soll mit dem 1.1.1980 in den Häusern nach den Mindestforderungen des Para.8 KHBV durchgeführt werden. Ziel ist es, die Wirtschaftsführung des Krankenhauses beurteilen zu können.

Freie gemeinnützige und private Krankenhäuser verwenden in ihren Einrichtungen das kaufmännische Rechnungswesen, das nach einschlägigen Gesetzen und Vorschriften wie dem Handelsgesetzbuch (HGB), dem Aktiengesetz (AktG) oder dem GmbH-Gesetz geregelt ist.

Kapitel 3

ZIELBESCHREIBUNG UND -DEFINITION

DEFINITION 1

Ziel der Analyse

Diese Analyse soll den Ist-Zustand der EDV-Involvierung sowie Trendentwicklungen und Motivationen in den deutschen Krankenhäusern und rehabilitativen Einrichtungen ermitteln und darstellen mit dem Schwerpunkt der Buchführung und der Abrechnung.

Die Aufgabe dieser Analyse ist in der Zieldefinition 1 beschrieben.

Eine ähnlich umfangreiche Systemanalyse, mit der man in diesem Umfang Informationen über den EDV-Einsatz in den deutschen Krankenhäusern und rehabilitativen Einrichtungen erhalten will, ist bisher noch nicht durchgeführt worden. Es soll der Versuch unternommen werden, mögliche Strukturen im Bereich der Buchführung mit und ohne EDV-Einsatz herauszuarbeiten, Zusammenhänge zwischen den verschiedenen Gruppen (Träger, Verwaltung, EDV-Anbieter, Benutzer) im Umfeld des Krankenhauses zu erkennen und Hilfestellungen und Hinweise für Krankenhäuser mit EDV-Unterstützung zu geben und für solche, die eine EDV-Einführung planen.

Diese allgemein ausgeführten Zielbeschreibungen lassen sich im Sinne der Definition 2 konkretisieren bzw. zu Fragen, auf die diese Studie Antworten geben will, formulieren.

DEFINITION 2

Zielvorgaben

- Häufigkeitsverteilungen und Statistiken über den Einsatz der EDV in den deutschen Krankenhäusern und rehabilitativen Einrichtungen
- EDV-Unterstützung in den internen Managementebenen des Krankenhauses
- Planungsabsichten in den Einsatzbereichen der Krankenhäuser, insbesondere in der DOPPIK bei bestehendem Computereinsatz
- Unterstützungsgrad der Buchführung und der Abrechnung durch EDV
- Software- und Hardwareauswahl
- Vergleiche zwischen der bundeseinheitlichen, der kommerziellen Software und der eigenen Programmsystementwicklung in den Bundesländern
- Zusammenhänge zwischen der Grösse, der Art und der Aufgabe der Krankenhäuser und den jeweiligen computerunterstützten Systemen
- Geplanter erstmaliger EDV-Einsatz bis 1985 und zu einem späteren Zeitpunkt
- Allgemeine Trendentwicklungen in der Struktur des EDV-Einsatzes
- Motivationen für und gegen den EDV-Einsatz im Krankenhaus
- Erwartungen an die EDV im Krankenhaus
- Unterstützungsgrad der Krankenhäuser mit EDV nach Anzahl computergestützter Gebiete

Kapitel 4

MATERIAL DER UNTERSUCHUNG

4.1 INSTITUTIONEN DER GESUNDHEITSVERSORGUNG

In der institutionalisierten Medizin kann man im allgemeinen die Einrichtungen der

- ambulanten und
- stationären

Versorgung unterscheiden /12/.

Dabei ist zu berücksichtigen, dass diese Einrichtungen in den Versorgungssystemen unterschiedlich ausgeprägt sein können. Zusätzlich zu dieser Unterteilung ergibt sich eine fast vollständige Struktur innerhalb der institutionalisierten Medizin, wenn die Institutionen der rehabilitativen Versorgung und diejenigen der Arbeitsmedizin zusätzlich betrachtet werden, sieht man von den direkten Entwicklungen des öffentlichen Gesundheitswesens ab.

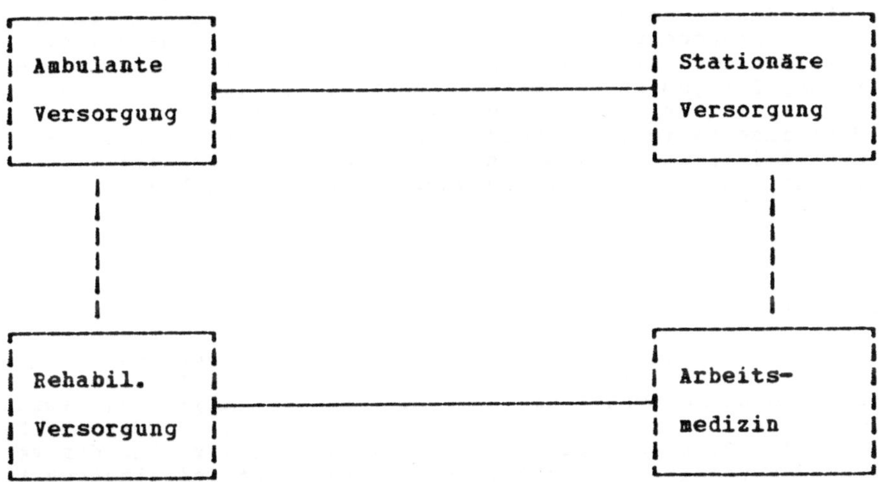

Abbildung 1: Institutionen der Gesundheitsversorgung /25/

Abb. 1 zeigt die Institutionen medizinischer Versorgungssysteme im Überblick. Die Studie wird sich dabei auf die Einrichtungen der stationären und rehabilitativen Versorgung beschränken, während Teilbereiche der ambulanten Versorgung und der Arbeitsmedizin nur implizit in den zu untersuchenden Krankenhäusern und rehabilitativen Einrichtungen enthalten sind.

4.2 TYPEN DEUTSCHER KRANKENHAEUSER

In die Analyse sollen alle Typen deutscher Krankenhäuser und rehabilitativer Einrichtungen einbezogen werden.

Die amtliche Bundesstatistik /1, 2/ unterscheidet zwischen

- Akutkrankenhäusern und
- Sonder- bzw. Spezialkrankenhäusern

hinsichtlich der Zweckbestimmung der Krankenhäuser.

Akutkrankenhäuser werden sodann in

- Allgemeinkrankenhäuser und
- Fachkrankenhäuser

unterteilt. Diese Unterteilung ist bei den Sonderkrankenhäusern nicht immer möglich und sinnvoll. In dieser Untersuchung werden auch die rehabilitativen Einrichtungen (Kurheime, Sanatorien, Pflegeheime) zu den Sonderkrankenhäusern gezählt. Diese Zuordnung ist gewählt worden, um dem Ziel der Untersuchung mit einer vernünftigen Strukturierung der Krankenhaustypen gerecht zu werden. Die qualitativen Unterschiede zwischen Patient, Pflegebedürftigem und Behindertem sind zwar bekannt, ihnen ist aber im Rahmen dieser Arbeit keine wesentliche Bedeutung beizumessen. Wenn also im weiteren Teil dieser Arbeit nur noch von Krankenhäusern die Rede ist, bezieht sich dieser Terminus auf alle Typen deutscher Akut- und Sonderkrankenhäuser einschliesslich der rehabilitativen Einrichtungen.

4.3 ADRESSENMATERIAL

Die Adressen aller Typen deutscher Krankenhäuser und rehabilitativer Einrichtungen einschliesslich der Bundeswehrkrankenhäuser und der Vollzugsanstaltskrankenhäuser, die für die Systemanalyse zur Verfügung standen, wurden in Form von Etiketten von der Fa. SCHWAB Marketing GmbH erstellt[1]. Es wurde jeweils an die Verwaltung, z. Hd. des Verwaltungsleiters, adressiert. Doubletten, die sich auf Verwaltungen beziehen, sind vorher von der Firma aussortiert worden.

---

[1] Wir danken der Fa. SMS für die Unterstützung bei der Beschaffung des Adressenmaterials und der Datenerhebung.

4.4 GRUNDGESAMTHEIT BEIM VERSAND DES FRAGEBOGENS

Das Adressenmaterial wies 3159 Krankenhäuser der Bundesrepublik Deutschland aus. Im Rahmen der Versendung der Fragebögen sind also 3159 Krankenhäuser und rehabilitative Einrichtungen angeschrieben worden.

Kapitel 5

METHODIK DER DATENERHEBUNG

Für die Beschaffung von Informationen /4, 5/, die Datenerhebung also, bot die Marktforschung verschiedene Methoden an, von denen einzelne selektiv und gezielt angewendet wurden.

5.1 DATENERHEBUNG

Für die Datenerhebung ist von Bedeutung, dass die Informationsquellen und die Methoden der Informationsgewinnung /4, 5/ bestimmt werden. Als Informationsquellen stehen zur Datenerhebung entweder sekundäre Quellen, primäre Quellen oder beide zur Verfügung.

5.1.1 Sekundärerhebung

Die Gewinnung von Informationen aus bereits vorhandenem Datenmaterial bezeichnet man als Sekundärerhebung bzw. Sekundärforschung (desk research). Es wird hier also auf Daten zurückgegriffen, die für ähnliche oder andere Zwecke schon einmal erhoben wurden /5/. Die Sekundärerhebung beschränkte sich auf das Adressenmaterial und die Beschreibungen von Krankenhaus-Software und -Hardware verschiedener Firmen. Ersteres stellt einen Schlüssel zur Verfügung, aus dem neben der Postleitzahl der Träger, die Grösse nach Bettenkapazität, die Art des Krankenhauses hinsichtlich Fachdisziplinen und die Unterteilung der Verwaltungen bzw. der Krankenhäuser gleicher Kategorie im gleichen Ort hervorgehen. Untersuchungen mit Hilfe dieses Schlüssels über die Grundgesamtheit liessen Aussagen über den Repräsentationsgrad der erhobenen Primärdaten für die Grundgesamtheit in Abhängigkeit von der Rücklaufquote zu. Letzteres ist als Sekundärmaterial nur parallel mit der Primärdatenauswertung sinnvoll einzusetzen, um zusätzliche Informationen über das Hardware- und Softwareangebot zu erhalten.

5.1.2 Primärerhebung

Unter Primärerhebung bzw. Primärforschung (field research) versteht man die Gewinnung originärer Daten. Es erfolgt also - im Gegensatz zur Sekundärerhebung - eine unmittelbare Erhebung von Sachverhalten durch eigene Feldarbeit /4, 5/.

Die empirische Primärforschung unterscheidet üblicherweise drei Erhebungsmethoden /3, 4, 5, 15, 38/:

- die Befragung
- die Beobachtung
- das Experiment.

Neben der so gekennzeichneten Vorgehensweise bei der Erhebung ergibt sich die konkrete Ausprägung eines Erhebungsverfahrens erst aus der jeweiligen Art und Kombination der einzelnen Methodenelemente. In der vorangegangenen methodischen Untersuchung /19/ sind die beiden Methoden Beobachtung und Experiment kurz beschrieben worden. Im Rahmen dieser Systemanalyse kamen sie als Methoden zur Informationsgewinnung nicht in Frage.

5.1.2.1 Befragung

> DEFINITION 3
>
> Befragung
>
> Die Befragung ist eine zielgerichtete Veranlassung von Personen, Aussagen über (vom Fragesteller vorgegebene) Sachverhalte zu treffen /5/.

Die Befragung (s. Def. 3) - häufig auch als Umfrage bezeichnet - ist im Rahmen der Primärforschung die am häufigsten angewandte und wichtigste Erhebungsmethode. Die wichtigsten Elemente der Befragung /4,5/ sind:

- die Kommunikationsweise
- der Standardisierungsgrad
- die Befragungshäufigkeit
- der Befragungsgegenstand
- die Befragten.

Bei der vorliegenden Systemanalyse der deutschen Krankenhäuser hinsichtlich ihres EDV-Einsatzes wurde zunächst die schriftliche Befragung in Form einer Umfrageaktion gewählt. Dazu wurde ein bis auf wenige Fragen standardisierter Fragebogen entworfen, der als einstufige Umfrage verschickt wurde mit dem Ziel, möglichst komplexe Informationen zu erhalten. Diese Spezialbefragung richtete sich bei jedem angeschriebenen Krankenhaus an den Verwaltungsleiter.

5.1.2.2 Umfragezeitraum

Die Umfrage einschliesslich der Verschickung und des Rücklaufs der beantworteten Fragebögen ist im Zeitraum März bis Mai 1982 erfolgt. Wenige später eingehende Antworten konnten für die Auswertung auch noch berücksichtigt werden.

5.1.2.3 Telefonische Nachfrage

Telefonisches Nachfragen wurde zunächst von der Beantwortungssorgfalt der rückgelaufenen Fragebögen abhängig gemacht.

Die sorgfältige Durchsicht der Fragebögen, Datenerfassung, Datenkontrolle und Adressenvergleiche machten es notwendig, gezielte telefonische Rückfragen zu stellen. In 71 Telefonaten konnten Klärungen erreicht werden. Anlässe waren u.a. Unterverwaltungen von Krankenhäusern, die angeschrieben wurden, Krankenhäuser eines Krankenhausverbundes mit der Folge, dass ein Fragebogen für mehrere Krankenhäuser vorlag oder auch widersprüchlich beantwortete Fragebögen. Entsprechende neue Informationen, insbesondere die Struktur der Krankenhäuser im Verbund, sind in die Datenkodierung und -auswertung übernommen worden.

5.2 FRAGEBOGENKONSTRUKTION

Als Folge der Entscheidung, eine schriftliche Befragung mit einem weitestgehend standardisierten Fragebogen einmalig durchzuführen, ergibt sich die Forderung, einige Grundregeln bei der Fragebogenkonstruktion zu beachten. Umfassend sind in der methodisch-analytischen Vorarbeit diese Regeln besprochen worden /19/.

Während der Aufbau des Fragebogens durch die vier Fragegruppen

- Einleitungsfragen (Kontaktfragen, 'Eisbrecherfragen')
- Angaben zur Person
- Sachfragen
- Kontrollfragen

bestimmt wird /3, 4, 5/, befasst sich die Formulierung der Fragen mit dem Problem, die Informationswünsche in geeignete Texte umzusetzen /39/.

In den Aussagen über Fragebogenkonstruktion und Fragenformulierung stimmt die Fachliteratur im Grundsätzlichen überein, so dass die Übersichten von Riggleman und Frisbee stellvertretend für die übrigen Ausführungen betrachtet werden können /3, 4, 5, 15, 36, 39, 41/.

Der in Definition 4 wiedergegebene Katalog von Forderungen diente dem entworfenen Fragebogen (s. Anhang B) als Orientierung.

DEFINITION 4

Erfordernisse eines guten Fragebogens (nach Riggleman und Frisbee /39/)

1. Jede Frage soll einfach und leicht zu verstehen sein.

2. Jede Frage soll sich in unmissverständlicher Weise auf die Antwort beziehen; sie soll nicht zu eng, aber auch nicht zu weit gestellt sein.

3. So wenig Fragen wie möglich stellen.

4. Die Fragen so klar stellen, dass sie ohne Schwierigkeit beantwortet werden können.

5. Soweit wie möglich sollen die Fragen so gestellt sein, dass sie mit JA, NEIN oder einer Zahl beantwortet werden können.

6. Die Fragen sollen nicht unnötig inquisitorisch sein oder in irgendeiner Weise den Befragten verletzen.

7. Druck, Typen, Papier und Briefkopf des Anschreibens sollen den Umständen entsprechend gewählt werden.

Kapitel 6

SYSTEMANALYTISCHE ÜBERLEGUNGEN

Um sachgemässe Fragen für die schriftliche Umfrage formulieren zu können, wurden zunächst systemanalytische Überlegungen angestellt.

6.1 ALLGEMEINE KRANKENHAUSSTRUKTUR

In die Auswertung sollten auch allgemeine strukturelle Klassifikationsmerkmale der deutschen Krankenhäuser und rehabilitativen Einrichtungen mit einfliessen. Die Krankenhäuser lassen sich nach der Trägerschaft, der Grössenklasse bzgl. Bettenkapazität, der Art des Krankenhauses und der Fachdisziplinen und medizinischen Einrichtungen ordnen.

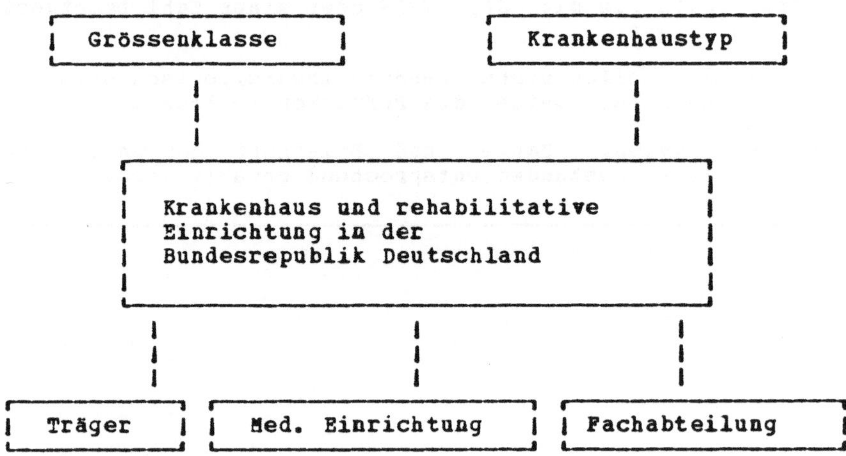

Abbildung 2: Strukturmerkmale des Krankenhauses /1, 2, 9, 10, 25/

Mit diesen Strukturmerkmalen (s. Abb. 2) deutscher Krankenhäuser und rehabilitativer Einrichtungen steht eine hinreichende Struktur zur Verfügung, um den stationären und rehabilitativen Teil der Gesundheitsversorgung in der Bundesrepublik Deutschland zu beschreiben.

Aus der Grössenklasse und den in einem Krankenhaus zusammengefassten Fachabteilungen lässt sich vom Bedarf ausgehend eine Struktur der allgemeinen Krankenhausversorgung entwerfen /9/, die zusätzlich für weitere Analysen in der Auswertung der erhobenen Daten dienen kann.
Das Krankenhaussystem staffelt sich dann durch die in Abb. 3 dargestellten Elemente der Krankenhausversorgung.

Versorgung	Betten	Fachrichtungen
ERGÄNZUNGSVERSORGUNG	<200 Betten	CH IM
	---örtliche Versorgungsstufe---	
GRUNDVERSORGUNG	>200 Betten	CH IM GG LR OT IN
REGELVERSORGUNG	>330 Betten	CH IM GG PD LR OT GE IN RA AN PH
	---überörtliche Versorgungsstufe---	
ZENTRALVERSORGUNG	>750 Betten	CH IM GG PD LR OT UR OR GE NR PS IN RA
MAXIMALVERSORGUNG	ca. 1600 Betten	CH IM GG PD LR OT UR OR MK GE NR PS DV IN RA und weitere
SPEZIALVERSORGUNG durch Fachkrankenhäuser in jeder Versorgungsstufe vorhanden		

(CH=Chirurgie, IM=Innere Medizin, GG=Gynäkol./Geburtshilfe, PD=Pädiatrie, LR=HNO, OT=Augen, GE=Geriatrie, UR=Urologie, OR=Orthopädie, NR=Neurologie, PS=Psychiatrie, MR=Kieferchirurgie, DV=Haut/Gefässe, IN=Intensivmed., AN=Anästhesie, RA=Radiologie,PH=Pharmazie,LM=Labormedizin,PT=Pathologie)

Abbildung 3: Elemente einer koordinierten Krankenhausversorgung /9/

6.2 KAMERALISTISCHES UND KAUFMAENNISCHES RECHNUNGSWESEN

In Abhängigkeit von der Trägerschaft sind die Entwicklungen des Rechnungswesens in den Krankenhäusern und rehabilitativen Einrichtungen bislang unterschiedlich verlaufen.

6.2.1 Kamerales Rechnungswesen

Öffentliche Krankenhäuser setzten vor 1978 in der Regel das einfache oder erweiterte kamerale Rechnungswesen im Krankenhaus ein. Die einfache Kameralistik stellt einen Haushaltsplan auf, dessen Haushaltsposten in Einnahme- und Ausgabeseiten unterteilt werden. Die Haushaltsüberwachung dient der Kontrolle der Ausgaben und als Erfahrungsbericht für den kommenden Haushaltsplan. Das System der erweiterten Kameralistik ergänzte die betriebliche Kameralrechnung durch eine umfangreiche Betriebsrechnung, die mit der Gewinn- und Verlustrechnung und der Bilanz zum Jahresende abschliesst. Es stand so der Betriebsleitung ein Instrument zur Verfügung, Aufwand und Ertrag zu ermitteln, die Kostenentwicklung zu planen und die Selbstkosten zu bestimmen. Auf den gewonnenen Informationen beruhte die Betriebsführung und -planung /10, 13, 14/.

6.2.2 Kaufmännisches Rechnungswesen

Frei gemeinnützige und private Krankenhäuser bedienten sich auch früher des kaufmännischen Rechnungswesens. Die gesetzlichen Neuregelungen (KHG (1972), KHBV (1978) und BPflV (1973)) legen für die öffentlichen Krankenhäuser verbindlich fest, dass das kaufmännische Rechnungswesen mit der Methode der kaufmännischen doppelten Buchführung(=Doppik) einschliesslich entsprechender Durchführungsbestimmungen in geregelten Fristen eingeführt wird. Der Anwendungsbereich dieser Regelungen ist im KHG und BPflV festgelegt. Während das kaufmännische Rechnungswesen bei Eichhorn /10/ durch Finanzbuchhaltung und Betriebsbuchhaltung systematisch erfasst wird, erfährt diese Einteilung bei Hentze /13/ eine Erweiterung um die beiden Bereiche der Statistik und Planung, die aber erst nach der Informationsgewinnung durch die ersten beiden wichtigen Buchhaltungen als Instrumente im Rechnungswesen eingesetzt werden können. So teilt Hentze /13/ das kaufmännische Rechnungswesen traditionell folgendermassen auf:

- Finanzbuchhaltung (Geschäftsbuchhltg.) + Jahresabschluss
- Kostenrechnung (Betriebsbuchhltg.) + Kalkulation
- Betriebliche Statistik und Vergleichsrechnung
- Planungsrechnung.

6.2.2.1 Finanzbuchhaltung

Der Schwerpunkt der Finanzbuchhaltung liegt in der Dokumentation mit dem Ziel, als Periodenrechnung sämtliche bedeutsamen Vorgänge zahlenmässig zu erfassen. Dies geschieht am häufigsten in der Jahresrechnung, die mit dem Jahresabschluss in der Bilanz die wertmässigen Bestände an Vermögen und an Kapital darstellt und in der Gewinn- und Verlustrechnung (GuV) den Wertverbrauch (Aufwand) und den Wertzuwachs (Ertrag) erfasst.

Die Durchführung der Finanzbuchhaltung ist im Krankenhaus ausschliesslich Aufgabe der Krankenhausverwaltung.

Um diese Jahresabschlüsse aufgrund der erfassten Daten erstellen zu können, bedient sich die Finanzbuchhaltung organisatorisch

- der Grundbuchhaltung und
- der Hauptbuchhaltung.

Im Grundbuch werden die Buchungen in zeitlicher Reihenfolge, im Hauptbuch nach sachlichen Gesichtspunkten gebucht. Da das Hauptbuch nur eine Übersicht der Vermögens- und Kapitalveränderungen vorsieht, wird es durch verschiedene Nebenbuchhaltungen ergänzt. Wichtige Nebenbuchhaltungen sind im Krankenhaus:

- Debitorenbuchhaltung (Patienten, Krankenkassen)
- Kreditorenbuchhaltung (Lieferanten, Personal)
- Lagerbuchhaltung (Material, Verbrauchsgut, Apotheke)
- Anlagenbuchhaltung (Med. Geräte, Sachanlagen)

- Baubuchhaltung (Gebäude, Wohnanlagen)

zusätzlich in einigen Häusern:

- Taschengeld-(Verwahrgeld-)buchhaltung
- Spendenbuchhaltung.

6.2.2.2 Kosten- und Leistungsrechnung

Die Kostenrechnung hat im wesentlichen die Aufgabe, die Kosten zu erfassen, zu verteilen und den Kostenstellen und Entstehungsursachen zuzurechnen. Die mögliche Wirtschaftskontrolle soll dann die Grundlage für die wirtschaftliche Disposition werden und soll der Selbstkostenrechnung dienen /14/.

6.2.2.3 Betriebswirtschaftliche Statistik

Statistik und Vergleichsrechnung sind innerhalb des Rechnungswesens im Krankenhaus nur ergänzende Bereiche im Vergleich zur Finanzbuchhaltung und Kostenrechnung.

6.2.2.4 Planungsrechnung

Die Planungsrechnung dient der Vorschau. Mit den Werten aus den anderen Bereichen des Rechnungswesens soll versucht werden, das zukünftige Geschehen vorauszubestimmen und in Zahlen festzuhalten.

6.3 EDV-KONZEPTE IM KRANKENHAUS

EDV-Konzepte unterschiedlicher Art und Struktur wurden in den vergangenen Jahren für den Einsatz in den administrativen und medizinischen Bereichen der Krankenhäuser entwickelt. Eine ganze Reihe davon sind in den Krankenhäusern im täglichen Einsatz. Erfolge und Enttäuschungen hat es bei den computerunterstützten Systemen im Krankenhaus gegeben. Im folgenden werden die EDV-Konzeptionen nur ausgehend von der technologisch-strukturellen und der anwendungsbezogenen Seite betrachtet, während Akzeptanzüberlegungen und soziologische Gesichtspunkte hinsichtlich des EDV-Einsatzes bei der Datenanalyse in den Vordergrund gerückt werden.

Die technischen und organisatorischen Verfahren zur Bearbeitung der administrativen und der medizinischen Daten lassen sich grundsätzlich in das konventionelle, rein manuelle Verfahren und in abgestufte computergestützte Verfahren unterteilen, wobei der Grad der manuellen Tätigkeit unterschiedlich intensiv ausgeprägt ist. Die einsetzbaren Techniken und Organisationsformen sollen hier nicht im Detail diskutiert werden.

6.3.1 Technische Konzepte

Es gibt mehrere Möglichkeiten, die EDV unterstützend im Krankenhaus einzusetzen. Unterteilungen lassen sich machen ausgehend von der Datenerfassung und der Datenverarbeitung als bestimmende Merkmale dieser Techniken, wobei Gesichtspunkte der Einsetzbarkeit oder der Einsatzgebiete im Krankenhaus zunächst nicht berücksichtigt werden sollen.

DEFINITION 5

Technische Konzepte /28, modifiziert/

A) Datenerfassung auf Quellenbelege:
Nach der Erfassung der Daten auf Quellenbelege werden sie auf Lochkarten übertragen und der weiteren Verarbeitung zugeführt (Veraltetes Verfahren).

B) Datenerfassung auf maschinenlesbaren Belegen:
Dabei werden die Daten manuell auf maschinenlesbare Belege übertragen. Diese Belege werden dann maschinell vom Computer eingelesen und durch die zugehörigen Programme (Software) zu Informationen verarbeitet.

C) Datenerfassung auf Lochstreifen:
Hier werden die Daten mit einer speziellen Schreibmaschine auf Lochstreifen gestanzt, die wieder maschinell vom Computer gelesen und verarbeitet werden können.

D) Datenerfassung auf Diskette oder Magnetband(kassette):
Über eine Tastatur werden die Daten von Quellenbelegen oder Originaldokumenten auf die Datenträger Diskette oder Band übertragen. Mit den entsprechenden Programmen können die so gespeicherten Daten gelesen und zu Informationen verarbeitet werden.

E) Datenendgerät (Terminal) zur direkten Datenerfassung:
Mit Hilfe von Terminal und Tastatur werden die Daten nicht erst auf externe Datenträger übertragen, sondern sofort an den Datenspeicher des Rechners weitergeleitet, der die Daten sofort verarbeiten kann. Dialogtechnik ist möglich.

F) Front-End-Rechner zur intelligenten Datenerfassung:
Bei dieser technischen Realisierung bietet das intelligente Terminal oder der Frontendrechner komfortable Möglichkeiten, unabhängig vom eigentlichen Computer eigene Modifikationen an erfassten Daten vorzunehmen bzw. Daten zwischenzuspeichern, bevor sie zur Verarbeitung an den Rechner weitergeleitet werden. Dialogfähigkeit ist in hohem Grad vorhanden.

Definition 5 stellt eine solche Unterteilung dar /28, modifiziert/. Die sechs Stufen der technischen Konzepte der EDV im Krankenhaus erfordern unterschiedliche manuelle Arbeit hinsichtlich der Quantität und der Qualität. Die Qualität ändert sich im Bezug auf die steigende Interaktion zwischen Mensch und Maschine von Stufe A zur Stufe F, während die Quantität der manuellen Arbeit im Bezug auf Datenerfassung und -verarbeitung abnimmt.

6.3.2 Organisatorische Konzepte

Die besprochenen technischen Konzepte des EDV-Einsatzes im Krankenhaus sind natürlich in einen organisatorischen Ablauf eingebunden. So kann das computergestützte Rechnungswesen oder die Auswertung medizinischer Daten mit eigenen Rechenanlagen oder mit Fremdanlagen im Krankenhaus und ausserhalb des Krankenhauses durchgeführt werden. Es kann unterschieden werden in:

- Eigene EDV-Anlage
  - gemietet
  - gekauft
- Eigene Datenerfassung - Fremdanlage
- Fremde Datenerfassung - Fremdanlage.

Kombinationen dieser Lösungen erfordern die Bildung von Schwerpunkten hinsichtlich der Datenverarbeitungsorte. So lassen sich organisatorische Grundstrukturen im EDV-Einsatz der Krankenhäuser erkennen. Diese Schwerpunkte werden in der Regel in einem Rechenzentrum (RZ) oder auch in Datenverarbeitungsstationen (DV-Stationen) gebildet. Die RZ-Lösung für die Datenverarbeitung (DV) steht den Krankenhäusern an vier Orten zur Verfügung:

- DV im kommunalen RZ
- DV im RZ des Trägers
- DV im RZ des Vertragspartners
- DV im eigenen RZ.

Zwei wichtige Aspekte, die beim Fragebogen und der späteren Auswertung von Bedeutung waren, ergaben sich bei der Betrachtung der technischen und organisatorischen Lösungen in den Krankenhäusern.

Die vorliegende Analyse hat ihren Schwerpunkt auf dem kaufmännischen Rechnungswesen im Zusammenhang mit der Elektronischen Datenverarbeitung. Dieser Schwerpunkt berücksichtigt gleichzeitig die Entwicklung des Computereinsatzes im Krankenhaus. Die EDV wurde fast immer zuerst im administrativen Bereich erprobt bzw. eingesetzt. Entscheidende strukturelle Veränderungen waren die Folge. Ausserdem bot die Administration, insbesondere das Rechnungswesen, sich geradezu an, den Computer unterstützend einzusetzen. Denn die Fülle an Daten musste immer wieder nach gleichen Rechenvorschriften verarbeitet werden, und die Daten standen - einmal erfasst - für mehrere Operationen und Bearbeitungen zur Verfügung. Auf der Grundlage dieser EDV-Einführung in der Administration lassen sich die Erweiterungen auf den Wirtschaftsbereich und die medizinischen Bereiche verfolgen, auch wenn an einzelnen Orten (z.B. /24/) integrierte Entwicklungen erfolgten.

Der Einsatz der EDV bringt den Begriff der Eigenständigkeit insofern in die Diskussion, als eine diesbezügliche Beurteilung der Krankenhausverwaltung zu falschen Ergebnissen kommen könnte, wenn die Eigenständigkeit nur vom Besitz eines eigenen Computers abhängig gemacht würde. Eigenständigkeit, insbesondere eigenständige Buchführung, liegt auch unabhängig vom Einsatz eines eigenen oder eines fremden Computers vor. Rechnungswesen und Abrechnung mit dem Träger müssen in der Verantwortung der Administration des Krankenhauses liegen, wenn von Eigenständigkeit die Rede ist. Technik und Organisation der Erfassung und Verarbeitung sind zusätzliche Merkmale, die optimal zur Eigenständigkeit beitragen. Eigenständigkeit ist aufgehoben, wenn die Eigenverantwortung für das Rechnungswesen (und die Abrechnung) einem Amt, einem anderen Krankenhaus oder einer anderen Einrichtung übertragen wurde.

6.3.3 Anwendungsgebiete der EDV im Krankenhaus

In einem Krankenhaus fallen an vielen Stellen und Stationen Daten und Informationen an, die - bisher manuell - heute oft maschinell erfasst und bearbeitet werden können. Nicht einfacher Fortschrittsglaube macht den EDV-Einsatz schon sinnvoll, sondern die Tatsache, dass in den Bereichen ständig Daten entstehen, diese in immer gleichen Erscheinungsformen auftreten bzw. an verschiedenen Stellen wiederholt zur Verfügung stehen müssen. So gibt es folgende Bereiche, die computerunterstützt geführt werden können /11, 26, 27, 28/:

- Verwaltung
- Versorgung und Wirtschaft
- Krankenhaustechnik
- Organisation
- Pflege
- Diagnostik
- Therapie
- Dokumentation
- Forschung
- Ausbildung.

Die einzelnen Gebiete innerhalb der Bereiche lassen sich im internen Betriebsablauf (internes Management) in die zugehörigen Ebenen einordnen (Abb. 4). Für die Auswertung war dabei interessant, in welchen Relationen die EDV in den einzelnen Managementebenen zum Einsatz kommt, d.h. wo die Schwerpunkte des heutigen EDV-Einsatzes im Krankenhaus liegen. Diese internen Betriebsebenen sind bei einem Hochschulklinikum sehr viel stärker voneinander abzugrenzen, gehen jedoch bei kleineren Krankenhäusern zunehmend ineinander über.

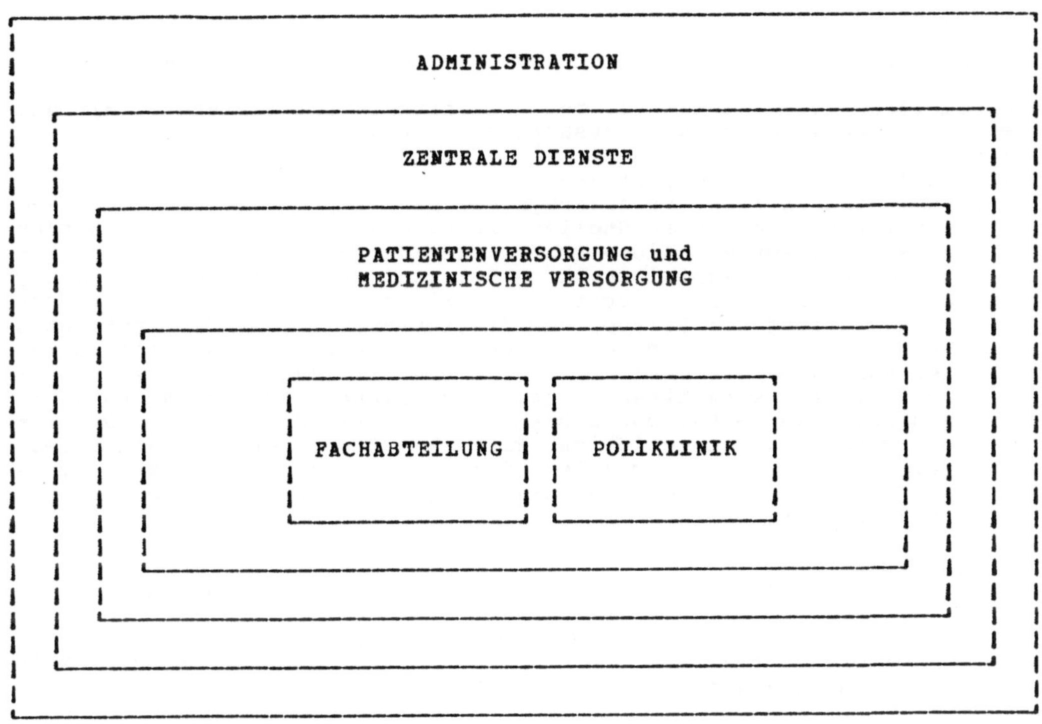

Abbildung 4: Managementebenen im Krankenhaus /26/

6.3.4 Hardware und Software

6.3.4.1 Hardware

Die Hardware, bestehend aus Rechner, Drucker, Speicher, Bildschirm, Tastatur, Plotter, Magnetbandlaufwerk, etc., wird ausschliesslich auf dem freien Markt von Firmen angeboten. Die Zusammenstellung der einzelnen Elemente ist aber im Rahmen der Möglichkeiten jeweils dem Anwender überlassen. Jedes Krankenhaus wird also nach seinen Aufgaben entscheiden müssen, welchen Umfang die Rechnerkonfiguration einnehmen soll. Dazu bietet die heute angebotene Hardware eine Fülle von Konfigurationsmöglichkeiten, so dass hier hinsichtlich der Flexibilität und der Erfordernisse des Krankenhausmanagements die Anwender weitestgehend zufriedengestellt werden können.

6.3.4.2 Software

Die Software, hier insbesondere die Anwendersoftware und weniger die Systemsoftware, wird von unterschiedlichen Seiten den Krankenhäusern angeboten. Es lassen sich dabei

- bundeseinheitliche Software
- kommerzielle Software

- eigene entwickelte Software und
- von dritter Stelle entwickelte und weitergegebene Software

unterscheiden, wobei letztere bei den weiteren Betrachtungen mit der eigenen entwickelten Software zusammengefasst werden soll.

1. Bundeseinheitliche Software
Bundeseinheitliche Programmsysteme sind in den vergangenen Jahren von verschiedenen Stellen in Forschungsaufträgen des Bundes entwickelt worden. Diese Bund/Länder-Verfahren sind Softwareprodukte für den administrativen Bereich und neuerdings auch die medizinische Basisdokumentation. Sie umfassen keine Systeme zur Unterstützung der Pflege, der Stationsarbeit oder der ärztlichen Tätigkeit. Heute gibt es folgende Systeme, die als integriertes Rechnungswesen in Krankenhäusern einheitliche Verfahren anbieten, wobei sich diese bundeseinheitlichen Verfahren besonders als integrierte Systeme auszeichnen, da sie das Prinzip der Einmal-Datenerfassung erfüllen. Erfasste Daten stehen in einer fest vorgeschriebenen Form allen Teilsystemen des Gesamtverfahrens zur weiteren Verarbeitung zur Verfügung, allerdings vorerst nur im Stapelbetrieb:

   a) FINK
   FINK, Finanzbuchhaltung in Krankenhäusern, führt die Hauptbuchhaltung und die Abschlüsse (GuV, Bilanz) durch. Es erledigt die Aufgaben der Debitorenbuchhaltung und Teile der Kreditorenbuchhaltung, die selbst durch das neue Projekt KREK übernommen wird.

   b) KOLK
   KOLK, Kosten und Leistungsrechung im Krankenhaus, erstellt auf den Berechnungen der anderen Teilsysteme die Kosten- und Leistungsrechnung für das Krankenhaus.

   c) MAIK
   MAIK erledigt im bilanziellen und kalkulatorischen Teil die Aufgaben der Anlagenbuchhaltung und stellt im Abschreibungsplan als Planungsrechnung die Entwicklung der beiden Teile gegenüber.

   d) MARK
   MARK steht als Teilsystem Materialwirtschaft die Aufgaben der Lagerbuchhaltung, der Lagerdisposition und des Bestellwesens unter besonderer Berücksichtigung der Krankenhausapotheke zu.

   e) KREK
   KREK erledigt die Kreditorenbuchhaltung im Krankenhaus (s. auch FINK)

   f) BAIK
   BAIK übernimmt als medizinisches System die Befunddokumentation und die Arztbriefschreibung. Es ist die erste in den medizinischen Bereich hineingehende Anwendung der bundeseinheitlichen Software (Prof. Giere).

2. Kommerzielle Software
Auf dem Sektor der kommerziellen Software und der Programmsystementwicklung gibt es zunehmend Angebote an die Krankenhäuser. Anbieter dieser Produkte sind neben den EDV-Herstellern und den Häusern der sog. mittleren Datentechnik auch vor allem kleinere Softwarehäuser oder Entwicklungsbüros. Es werden in unter-

schiedlichen Umfängen Softwarepakete und Programmsysteme angeboten. Darunter gibt es komplexe, abgeschlossene Systeme, aus Modulen aufgebaute Softwarepakete oder auch Anwendungen, die spezielle Aufgaben innerhalb des Krankenhauses autonom mit EDV erledigen, sowie Dialog-Erfassungssysteme zur Übergabe der Daten an andere Programmsysteme wie z.B. die oben genannten, von der Arbeitsgemeinschaft aus Bund-, Länder- und Kommunalen Einrichtungen erstellten.

3. Eigene Programmentwicklung
   Um über den Einsatz von eigen-entwickelten Programmen Informationen zu erhalten, ist im Fragebogen eine entsprechende offene Frage eingebaut.

6.4 DER FRAGEBOGEN

6.4.1 Phasen der Entwicklung

Der Fragebogen (s. Anhang B) entstand in mehreren Phasen. Der 1.Entwurf des Fragebogens war unstrukturiert. Es waren zunächst nur einige Fragestellungen gesammelt worden. Der 2.Entwurf sah nahezu nur noch Ankreuzfragen vor und war in vier Teile gegliedert. Dieser Fragebogen wurde zum Test zwei Krankenhäusern vorgelegt. Mit einem weiteren Krankenhaus wurde ein Telefongespräch geführt. Aus den Auswertungen dieser Testläufe, Ergänzungen von Antwortvorgaben und Verbesserungen in der Wortwahl entstand schliesslich der endgültige Fragebogen als 5.Version. Einhergehend mit der Fragebogenentwicklung fanden in den einzelnen Phasen immer wieder Gespräche mit Experten statt.

6.4.2 Aufbau des Fragebogens

Der entworfene Fragebogen (Anhang B) besteht aus vier grossen Teilen A, B, C und D.

A) Teil A erhebt die allgemeinen Strukturmerkmale des Krankenhauses. Diese Fragen gehen als Einleitungsfragen voll in die Auswertung ein.

B) Teil B geht auf das Rechnungswesen im Krankenhaus ein, wobei die Fragen unabhängig von der EDV beantwortet werden sollen. Am Ende dieses Abschnittes der ersten Sachfragen muss die Auskunftsperson entscheiden, ob sie Teil C oder Teil D beantworten muss.

C) Wird die EDV für das Krankenhaus eingesetzt, so ist Fragenteil C zu beantworten,

D) andernfalls sind die Fragen von Teil D zu erledigen.

Die Teile C und D wollen schwerpunktmässig den EDV-Einsatz bzw. die Planung der EDV in den Krankenhäusern erheben. Speziell Frage C9 will im Zusammenhang mit der EDV-Einführung ermitteln, welche neuen Probleme entstanden sind und welche bestehenden mit der EDV gelöst wurden. Frageteil D will insgesamt den Trend hinsichtlich der EDV-Planung eruieren, wobei Frage D5 danach fragt, warum die EDV nicht eingesetzt werden soll.

Jeweils am Ende der Teile C und D wird um die Angabe der Krankenhausanschrift gebeten.

In den Teilen B und C bzw. D stehen sich einige Fragen kontrollierend gegenüber. Dieser Sachverhalt ist selbsterklärend in den Fragestellungen enthalten.

Der achtseitige Fragebogen ist auf vier Seiten verkleinert worden, um als psychologischen Effekt bei der Auskunftsperson den Eindruck eines geringeren Umfangs zu erwecken.

Der zeitliche Aufwand sollte für die Auskunftsperson möglichst klein gehalten werden. Dazu wurden nahezu sämtliche Fragen so gestaltet, dass sie durch einfaches Ankreuzen zu erledigen sind. Die übrigen offenen Fragen sind durch wenige Stichworte zu beantworten.

Bei den Fragestellungen war beabsichtigt, sie so zu formulieren, dass der Verwaltungsleiter sie ohne grosses Nachfragen oder lange Ermittlungen zügig beantworten kann.

6.4.3 Das Begleitschreiben

Das eine Seite umfassende Begleitschreiben sollte den Verwaltungsleiter für die Mitarbeit motivieren, indem besonders die Analyse als Diplomarbeit hervorgehoben wurde und in den Ergebnissen Hilfestellungen für die Krankenhäuser in Aussicht gestellt wurden.

Die Kurzbeschreibung der Systemanalyse und die Möglichkeit der Information über das Umfrageergebnis sollten die Auskunftsperson mit in die Arbeit integrieren, um neben den Hinweisen auf den zeitlichen Aufwand schliesslich die Mitarbeit zu erreichen. Um den Zeitaufwand weiter zu verringern, wurde dem gesamten Anschreiben jeweils ein adressierter Rückumschlag hinzugefügt.

Kapitel 7

VERWENDETE PROGRAMMPAKETE UND DATENSTRUKTURIERUNG

7.1 VERWENDETE STANDARDSOFTWARE FUER DIE DATENEVALUATION

Für die Auswertung wurden vorwiegend Standardprogrammpakete eingesetzt.

7.1.1 SPSS

Mit Hilfe des Programmpaketes SPSS (Statistical Package for Social Sciences) in seiner 8.Version /22/ wurde hauptsächlich die Auswertung der erhobenen Daten durchgeführt. SPSS[2] ist ein integriertes System von Programmen zur statistischen Analyse, ursprünglich geschaffen für sozialwissenschaftliche Zwecke, das aber inzwischen weite allgemeine Verbreitung und insbesondere Anwendung im Bereich der Medizin gefunden hat.

Damit war auch die Grundlage für die Festlegung der Datenstrukturen und für die SPSS-Programme geschaffen, die letztlich Beschreibungen von Datensätzen darstellen, sowohl hinsichtlich der Formatierung der Daten als auch für die Bedeutung, Stufungen oder Werte der einzelnen Variablen.

Die SPSS-Auswerteläufe wurden im Rechenzentrum des Institutes für Medizinische Informatik auf den Rechnern IBM /4341 und NAS /7031 vorgenommen, welche unter den übergeordneten Betriebssystemen VM mittels der Systemkomponenten PVM und RSCS miteinander verbunden sind. Dabei erfolgte die Editierung unter dem Betriebssystem CMS, die Ausführung unter MVS. der Medizinischen Hochschule Hannover vorgenommen. Dazu bietet das Programmpaket eine Fülle von Statistikprozeduren an. Diejenigen, die später bei der Auswertung von Bedeutung waren, sollen hier kurz aufgeführt werden /5, 11/:

- Deskriptive Statistik für diskrete Variablen mit zugehörigen Statistiken, eindimensionale Häufigkeitsverteilungen und Histogramme
  SPSS: FREQUENCIES
- Datenaggregation
  SPSS: AGGREGATE
- Erstellen von Berichten
  SPSS: REPORT
- Kreuztabellen mit zugehörigen Statistiken
  SPSS: CROSSTABS

---

[2] Später wurde SPSSx /37/ verwendet.

- Ein- und mehrdimensionale Häufigkeitstabellen für Variablen bei Mehrfachantworten
  SPSS: MULT RESPONSE.

7.1.2 SCSS

Zusätzlich zum SPSS-Programmpaket stand die Online-Version, das SCSS (Conversational System), zur Verfügung, mit dem aber nur ein kleiner Teil der Auswertungen durchgeführt wurde. Die gruppierten und die neu generierten Variablen wurden zunächst in SPSS programmiert und konnten dann nach Erzeugung eines SCSS-Masterfiles sofort zur weiteren Online-Auswertung verwendet werden. Der Verfahrensumfang ist gegenüber den SPSS-Stapelläufen eingeschränkt.

7.1.3 GDDM

Das Anwenderprogramm GDDM (Graphical Data Display Manager /16/) ist ein dialogorientiertes Programm, das zur graphischen Darstellung der Ergebnisse eingesetzt wurde. Mehrere Optionen zur Darstellung von Daten werden angeboten, von denen Kreis-, Ordinaten- und Venn-Diagramme sowie Histogramme benutzt wurden.

7.2 DER DATENSATZ DER UMFRAGE

Aufgrund der in den eingegangenen Fragebögen zusätzlich enthaltenen Angaben und ausführlichen Antworten auf offene Fragen, der Ergebnisse aus telefonischen Rückfragen und unter Berücksichtigung des Adressenmaterials wurde schliesslich ein erweiterter Kodierungsbogen entwickelt. Dazu sind die Fragebögen mehrere Male nach verschiedenen Schwerpunkten durchgearbeitet worden.

Der für die Kodierung der einzelnen Antworten und Spezifikationen entstandene Datensatz enthielt zunächst 208 Primärvariable. Eingegeben wurden die Daten unter Benutzung des Betriebssystems CMS.

7.3 DER DATENSATZ DES ADRESSENMATERIALS

Der beim Adressenmaterial vorhandene Schlüssel gab über die Bettenklasse, die Trägerklasse, den Typ und die Verwaltungszuordnung eines Krankenhauses Auskunft und stellte die Postleitzahl für die Länderzuordnung zur Verfügung. Der Rücklauf liess natürlich auch eine Entscheidung über die Umfrageteilnahme zu.

Diese Informationen bildeten die Grundlage für einen Datensatz, der zu Repräsentanzuntersuchungen diente. Er bestand aus 7 Primärvariablen.

7.4 DIE DATENERFASSUNG

Sowohl die Daten der Umfrage als auch die Daten des Adressenmaterials wurden interaktiv am Bildschirm erfasst und jeweils auf den zugeordneten Zylindern der Platte (disk) der virtuellen Maschine unter dem Betriebssystem VM/CMS abgespeichert. Die Daten der Umfrage wurden vor der Erfassung auf einen Erfassungsbeleg übertragen, um die eigentliche Erfassung zu konzentrieren und ein Mittel für Datenkontrollen zu besitzen. Die Daten des Adressenmaterials wurden direkt von der bereitliegenden Sekundärquelle, der Adressenliste, erfasst.

7.5 DIE SPSS-PROGRAMME DER AUSWERTELAEUFE

Die zusammengestellten SPSS-Programmfolgen für die Auswerteläufe sind ausführlich in /20/ wiedergegeben. Da in diesem Zusammenhang hieraus keine weiteren Schlussfolgerungen resp. Ergebnisse resultieren, kann für den Interessierten auf die Detaildarstellung in /20/ verwiesen werden.

Kapitel 8

DATENVALIDIERUNG

8.1 PRUEFUNG DER UMFRAGEDATEN AUF PLAUSIBILITAET

Um die Daten auf ihre korrekte Eingabe und Plausibilität zu überprüfen, wurden bereits die ersten Kontrollen mit Hilfe von SPSS-Prozeduren durchgeführt.

8.1.1 Häufigkeitsuntersuchungen

Die Überprüfung der Daten mit der Prozedur 'FREQUENCIES' /22, 37/ zeigte die Fehler auf, wo Ausprägungen der Variablen ausserhalb des Wertbereiches lagen bzw. wo aufgrund nicht sinnvoller Ergebnisse Eingabefehler vorlagen.

8.1.2 Kreuztabellenuntersuchungen

Die Datenkontrolle mit Hilfe von Kreuztabellen 'CROSSTABS' /22, 37/ führte auf strukturelle Fehler, die auf widersprüchlichen Antworten beruhten. Hatte z.B. ein Krankenhaus die Frage nach dem EDV-Einsatz verneint, aber gleichzeitig angegeben, über ein eigenes Rechenzentrum zu verfügen, so wurden solche Fehler unter Berücksichtigung des gesamten Fragebogens korrigiert.

8.1.3 Selektionsuntersuchungen

Die Auswahlläufe nach bestimmten Werten von Variablen, die 'SELECT IF' Programmläufe /22, 37/ waren ein geeignetes Mittel, um in Untergruppen der Krankenhäuser Fehlersuche und -korrektur durchzuführen. Die 'SELECT IF' Selektionskarte wurde dazu mit temporärer Wirkung vor die jeweilige Kontrollprozedur eingefügt.

8.2 PRUEFUNGEN DER UMFRAGEDATEN AUF GUELTIGKEIT

Die sorgfältigen Prüfungen und Vergleiche der Rücklaufbögen mit dem Adressenmaterial, mit der alten Umfrage aus dem Jahre 1972 und die Prüfungen der Häufigkeitsanalyse der Daten auf ihre Gültigkeit (validity) selbst stellten schliesslich hinreichend validierte Daten zur Verfügung, die als Basis der Auswertungen dienten.

8.2.1 Validierung durch telefonische Rückfrage

Bei den Dateivergleichen traten Diskrepanzen zwischen Angaben im Adressenmaterial und den beantworteten Fragebögen auf. Die Fragen nach der Trägerklasse, der Bettenklasse und dem Ort der Buchführung machten Rückfragen notwendig. Besonders die Unterschiede in der Zuordnung zur Bettenklasse waren bedeutend. Es stellte sich heraus, dass manche Krankenhäuser inklusiv für mehrere geantwortet hatten, da in Regionen mit vielen, aber kleinen Krankenhäusern oder in Grosstädten mit mehreren Krankenhäusern sogenannte Krankenhausverbunde gebildet worden waren. Die Elemente derartiger Krankenhausstrukturen sind daraufhin vollständig in das Datenmaterial übernommen worden, indem der Verbund - wenn es möglich und sinnvoll war - in die einzelnen Häuser aufgeschlüsselt wurde. Die Frage nach dem Ort bzw. der Verantwortlichkeit für die Buchführung wurde dafür auf 5 Spezifikationen erweitert.

8.2.2 Validierung mittels des Adressenmaterials

Unter Berücksichtigung des Adressenmaterials hinsichtlich der dort gemachten Angaben in einem Code, der über Bettenzahl, Träger, Krankenhaustyp und Verwaltungsordnung Informationen liefert, wurden vornehmlich Änderungen in den Daten des Adressenmaterials auf Grund der Fragebogenangaben vorgenommen, da bei den Umfragedaten die aktuelleren Informationen vorlagen. Änderungen der Umfragedaten bezogen sich dann häufig auf die Trägergruppe.

8.3 AENDERUNG DER UMFRAGEDATEN

Im Laufe der Prüfungen auf Datenkorrektheit und -validität wurde der Datensatz in seiner Struktur aus den Adressdaten erweitert. Zusätzlich wurden direkt aus dem Fragebogen gebildete Variablen in ihren Wertebereichen geändert, d.h. erweitert oder reduziert. Gelöscht wurden nur dann Werte, wenn Fälle für die Auswertung ausgesondert wurden. Nur bei Löschung und Erweiterung wurden Änderungen an den Rohdaten vorgenommen, für alle Wertereduktionen, Rekodierungen und Variablenneubildungen wurden neue Variablen eingeführt, sodass immer ein Zugriff auf die originären Rohdaten möglich war.

8.3.1 Variable Träger (TRAEGER)

Diese Variable verlangte die Zuordnung des Krankenhauses zu einem Träger. Bei den Antworten wurden 14 Alternativen festgestellt. Einige traten aber nur mit geringen Häufigkeiten auf, was eine Reduktion von 14 auf 8 Ausprägungen notwendig machte.

Definition 6 stellt die sich gegenüber den Fragebogenvariablen ergebenen Änderungen dar.

DEFINITION 6

Neugestaltung der Variablen TRAEGER

ALTE WERTE:		NEUE WERTE:	
Universität	(1)	Universität	(1)
LVA/BVA	(2)	LVA/BVA	(2)
BfA	(4)		
Stadt/Gem./Ldkrs.	(8)	Stadt/Gem./Ldkrs.	(3)
Landschaftsverb.	(6)		
Knappschaft	(3)	Bund/Land	(4)
Berufsgenossens.	(5)		
Landwirts. Verein	(7)		
Bund/Land	(9)		
frei gemeinn. allg.	(10)	frei gemeinn. allg.	(5)
Stiftung	(14)		
frei gemeinn. konf.	(11)	frei gemeinn. konf.	(6)
frei gemeinn. RK	(12)	frei gemeinn. RK	(7)
privat	(13)	privat	(8)

8.3.2 Variable Bettenzahl (BETT)

Eine mit 11 Ausprägungen vorgegebene Frage nach der Bettenzahl wurde für die Auswertung auf 8 Klassen reduziert, wie Definition 7 zeigt.

DEFINITION 7

Neudefinition der Variablen BETT

ALTE WERTE:		**NEUE WERTE:**	
unter 25	(1)	unter 100	(1)
25 - 49	(2)		
50 - 99	(3)		
100 - 149	(4)	100 - 199	(2)
150 - 199	(5)		
200 - 299	(6)	200 - 299	(3)
300 - 399	(7)	300 - 399	(4)
400 - 599	(8)	400 - 599	(5)
600 - 799	(9)	600 - 799	(6)
800 - 999	(10)	800 - 999	(7)
1000 und mehr	(11)	1000 und mehr	(8)

8.3.3 Variable Krankenhaustyp (TYP)

Diese Variable mit 6 Ausprägungen wurde in einer neuen Variablen KHTYP auf 3 Spezifikationen reduziert.

DEFINITION 8

Neudefinition der Variablen TYP

Alte Variable:	**TYP**	**Neue Variable:**	**KHTYP**
Akut-Allg.-KH	(1)	Akut-KH	(1)
Akut-Beleg-KH	(3)		
Akut-Fach-KH	(2)	Fach-KH	(2)
Sonder-Allg.-KH	(4)	Sonder-KH	(3)
Sonder-Fach-KH	(5)		
Sonder-Beleg-KH	(6)		

Mit dieser neuen Variablen (s. Definition 8) sind die Auswertungen durchgeführt worden.

8.3.4 Variable Finanzbuchhaltung mit dopp. Buchf. (DOPPIK)

Diese Variable hatte bei der Datenerfassung nur eine Ausprägung, welche Krankenhäuser spezifizierte, die seit ihrem Bestehen bereits die kaufmännische Buchführung durchführten. Zusätzlich wurde nun die Bedeutung um die Ausprägung 'Finanzbuchhaltung mit Doppik' erweitert, wenn die Häuser wenigstens einen der Bereiche Debitoren-, Kreditoren-, Anlagen-, Lager- oder Baubuchhaltung angegeben hatten.

8.3.5 Variable Buchungsort (BUCHORT)

Diese Variable wurde aufgrund der Telefongespräche auf 5 Ausprägungen erweitert.

DEFINITION 9

Erweiterung der Variablen BUCHORT

ALTE WERTE:		NEUE WERTE:	
eigenständig	(1)	eigenständig	(1)
regional zusammengefasst im Amt	(2)	regional zusammengefasst im Amt	(2)
beim Steuerberater	(3)	beim Steuerberater	(3)
		eigenständig für mehrere KH	(4)
		ausserhalb in anderem KH	(5)

Sie werden in Definition 9 dargestellt.

8.3.6 Variable EDV-Anlage (EDVA)

EDVA gab Antwort auf die Frage nach der Benutzung einer eigenen EDV-Anlage. Wurde bei EDVA mit nein markiert, anschliessend aber ein Rechensystem angegeben, so kam als Erweiterung die Spezifikation hinzu, dass eine eigene Anlage vorhanden ist, dass aber keine weiteren Angaben zu Kauf oder Miete (wonach der bei EDVA gefragt worden war) gemacht worden sind.

8.4 PRUEFUNG DER ADRESSENDATEN

Analog zu den Prüfungen auf korrekte Dateneingabe und Gültigkeit der Umfragedaten wurde bei den Untersuchungen der Daten des Adressenmaterials verfahren. Unterschiede zwischen dem bereits vorhandenen Code und den Antworten in den Fragebögen sind korrigiert worden, wenn davon ausgegangen werden konnte, dass die Angaben im Fragebogen aktuellere Bedeutung und damit grösseren Gültigkeitswert besassen.

Kapitel 9

UEBERLEGUNGEN ZUR REPRAESENTANZ DES MATERIALS

9.1 DIE GRUNDGESAMTHEIT BEI DER AUSWERTUNG

Bei Verschickung der Fragebögen wurden unter den 3159 Adressen sämtliche Krankenhausarten berücksichtigt. Der Rücklauf und die entsprechenden (telefonischen) Kontrollen machten eine Korrektur, d.h. Reduktion, der Grundgesamtheit nötig.

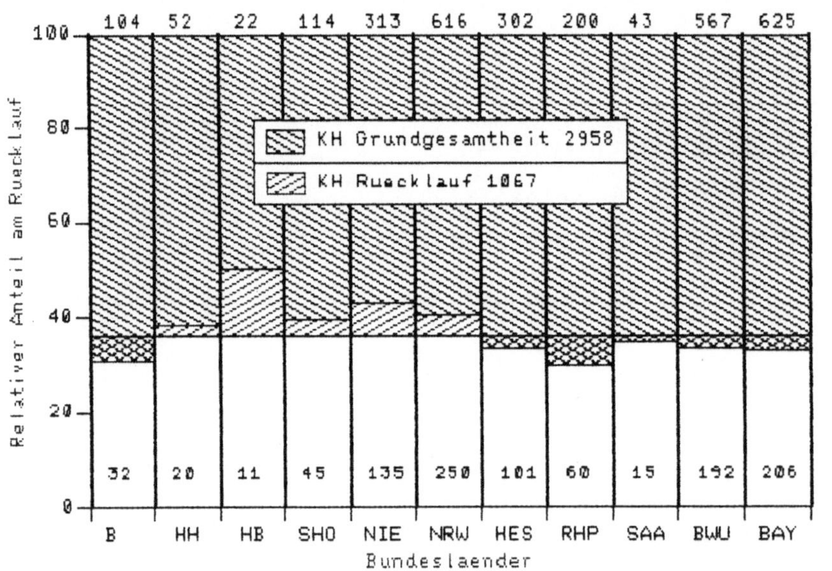

Abbildung 5: Gegenüberstellung der Grundgesamtheit von 2958 KH zum Rücklauf von 1067 KH in jedem Bundesland 1982

Sechs neue Adressen kamen zu den 3159 zunächst hinzu. Wegen der geringen Beteiligung der 13 Bundeswehrkrankenhäuser und der 38 Vollzugsanstaltskrankenhäuser wurden beide Gruppen für die Auswertung wie für die Grundgesamtheit nicht mehr berücksichtigt. Aus 26 Antworten war nur noch zu entnehmen, dass die Häuser als Krankenhäuser bereits aufgelöst waren. 13 ehemalige Krankenhäuser sind in Altenheime umstrukturiert worden, 104 Adressen waren jeweils auf Betriebsteile eines Krankenhauses bezogen und 13 weitere Adressen waren doppelt vorhanden oder kein Krankenhaus im Sinne dieser Umfrage.

Die neue Grundgesamtheit, die dieser Systemanalyse zugrundeliegt, ist damit auf 2958 Krankenhäuser und rehabilitative Einrichtungen festgelegt. Diese gültige Grundgesamtheit beinhaltet die Krankenhäuser, welche in den Anwendungsbereich des Krankenhausfinanzierungsgesetzes (KHG) fallen einschliesslich der Häuser der LVA, BfA oder Berufsgenossenschaften, usw. und der gemeinnützigen und privaten Träger.

Abbildung 5 zeigt die prozentuale Beteiligung der Länder an der Umfrage im Verhältnis zu dem beobachteten Rücklauf von 1074 bzw. 36.3%.

9.2 REPRAESENTATIVITAET DER UMFRAGE

Der Rücklauf erreichte, wie beschrieben, mit 1074 beantworteten Fragebögen eine Quote von 36.3%, die in diesem Rahmen als sehr zufriedenstellend zu bezeichnen ist. So geben die Ergebnisse zumindest einen Überblick über den heutigen Stand der EDV im Krankenhaus und zeigen richtungsweisende Entwicklungen und Absichten der Häuser in ihrer Planung auf.

Die Auswertungen der Fragebögen ergeben also deskriptive Statistiken, die sich, streng genommen, nur auf die 1074 antwortenden Krankenhäuser beziehen. Noch bedeutungsvoller in der Aussagekraft wären natürlich statistisch repräsentative Ergebnisse, die Schlüsse auf die Grundgesamtheit zulassen würden. Obwohl der Teil der induktiven Statistik nicht der Schwerpunkt der Systemanalyse war, wurde hier - auch nachträglich - untersucht, ob die 1074 beantworteten Fragebögen eine repräsentative Stichprobe der Grundgesamtheit bzgl. strukturgenerierender Merkmale darstellen. Es sei darauf hingewiesen, dass aus der einschlägigen Fachliteratur /4, 12, 15, 18, 35, 39, 40/ sehr wohl bekannt ist, dass Signifikanzberechnungen und Hypothesenteste eigentlich vor der Datenerhebung erfolgen müssten. Allerdings stehen dann auch keine gültigen Informationen über die tatsächliche Grundgesamtheit zur Verfügung, so dass die Teste immer auf Annahmen hinsichtlich der Zusammensetzung bzw. Verteilung der Grundgesamtheit nach Merkmalen beruhen.

Nachträglich angestellte Berechnungen erschienen dennoch sinnvoll und erlaubt, da die Grundgesamtheit mit den wichtigsten Strukturmerkmalen Träger, Bettenzahl, Krankenhaustyp und Land als Totalerhebung vorlag. So sollte also der nachträgliche Ansatz lediglich unter Anwendung des Formelapparates der induktiven Statistik nachweisen, ob die Struktur und Grösse des Rücklaufs in dem einen oder anderen Merkmal als statistisch repräsentativ gelten kann bzw. welche Verschiebungen vorliegen.

9.2.1 Eine spezielle Chi-Quadrat-Prüfmethode

Der Chi-Quadrat-Test zur Prüfung der Verteilung der Rücklaufstichprobe gegenüber der Ausgangsverteilung /4, 12, 18, 21, 33, 35, 40/ bei beliebiger Anzahl k der Merkmalsausprägungen wurde als Methode gewählt, um die statistische Repräsentanz der vorliegenden Stichprobe hinsichtlich der Strukturvariablen der Träger- und Bettenklassen, der Typeneinteilung und der Länderverteilung zu untersuchen.

Bei diesem Test besteht die Prüfhypothese H0 /12, 18, 35/ darin, dass eine vorliegende Stichprobe vom Umfang n, in der die Merkmalsausprägungen (-klassen) A1,A2,...,Ak mit den Häufigkeiten n1,n2,...,nk aufgetreten sind, einer Grundgesamtheit mit den bestimmten Ausgangswahrscheinlichkeiten p1,p2,...,pk entstammen.

Die Anzahlen ni sind nun mit ihren, bei Gültigkeit dieser Hypothese nach der Formel

$$\text{Erwartungswert} \quad u = E(X) = n*p$$ /12, 18, 35/

berechneten Erwartungswerten n*pi für i = 1,2,...,k zu vergleichen. Dies geschieht dadurch, dass man durch einen Test prüft, ob die Abweichungen ni - n*pi insgesamt als zufällig beurteilt werden können, oder ob auf einen signifikanten Unterschied zur Prüfhypothese geschlossen werden kann. Aufgrund allgemeiner testtheoretischer Überlegungen findet man für diesen Test das Prüfmass

$$\text{Chi}^2 = \sum_{i-1}^{k} \frac{(ni - n*pi)^2}{n*pi},$$

das als Zufallsvariable betrachtet, für nicht zu kleine ni näherungsweise Chi² k-1 verteilt ist. Da nur grössere Werte von Chi² gegen die Prüfhypothese sprechen, muss ein linksseitiger Annahmebereich gewählt werden, so dass man hier beim Signifikanzniveau den Annahmebereich

$$\text{Chi}^2 = \sum_{i-1}^{k} \frac{(ni - n*pi)^2}{n*pi} <= \text{Chi}^2\ (1-\text{alpha};\ k-1)$$

erhält.

Das Signifikanzniveau alpha wird für die nachfolgenden Testuntersuchungen auf alpha = 0.05 festgelegt, d.h. mit einer Irrtumswahrscheinlichkeit von 0.05 wird die Hypothese abgelehnt, so dass man von einem statistisch gesicherten Unterschied der Stichprobenstruktur zur Ausgangsverteilung spricht.

9.2.1.1 Test über der Länderverteilung

Auf dem Signifikanzniveau alpha wurde geprüft, ob die Verteilung der Stichprobe von 1067 Krankenhäusern von der Verteilung nach den Bundesländern aus der tatsächlichen Ausgangsverteilung der 2958 Krankenhäuser verschieden ist bzw. ob die Hypothese, dass die Stichprobe der gleichen Ausgangsverteilung entspricht, verworfen werden muss. Die Wahrscheinlichkeiten wurden durch die Auswertung der Adressdaten in einer Häufigkeitsanalyse ermittelt. Bei der Stichprobe von 1074 blieben für diesen Test 7 unberücksichtigt, da keine Adressen im Fragebogen angegeben waren.

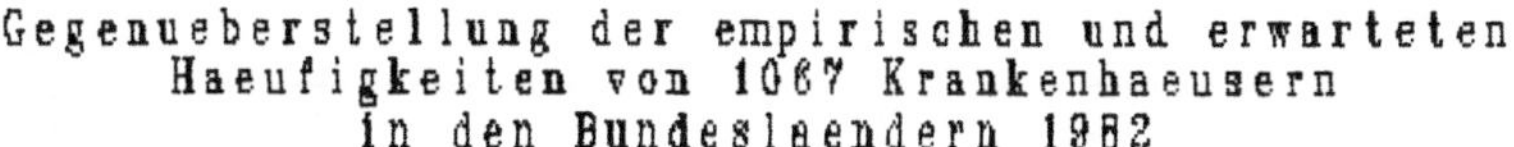

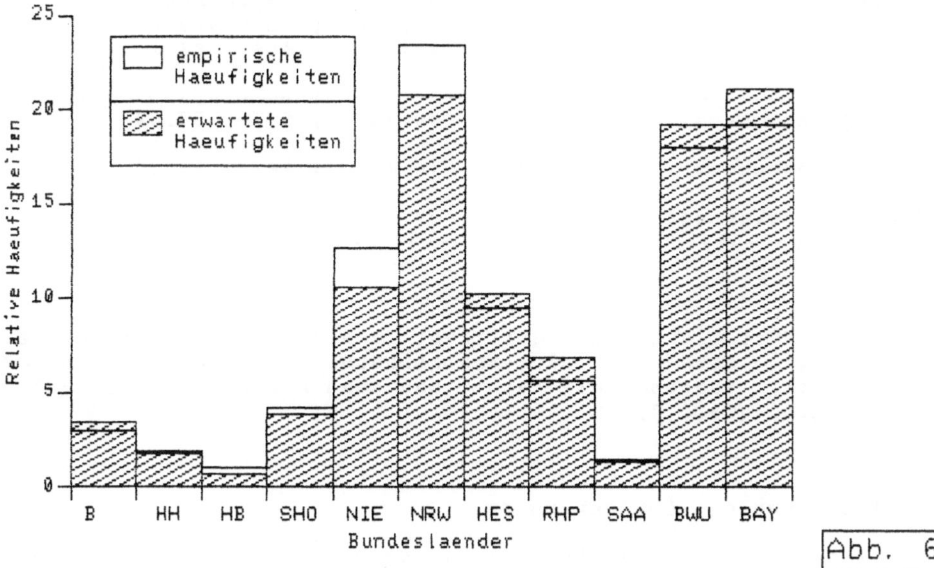

Abbildung 6: Empirische und erwartete Häufigkeiten von 1067 Krankenhäusern in den Bundesländern 1982

Abb. 6 zeigt die prozentuale Verteilung in der Grundgesamtheit zur Verteilung in der Stichprobe nach den Bundesländern 1982.

Da der berechnete Wert Chi² = 16.12 kleiner ist als der Chi²-Wert unter dem Signifikanzniveau von alpha = 0.05 und bei k-1 Freiheitsgraden in Höhe von

$$Chi^2\ (1-0.05;11-1) = Chi^2\ (0.95;10) = 18.3,$$

muss die Hypothese nicht verworfen werden.

9.2.1.2 Test zur Verteilung des Krankenhaustyps

Unter dem gleichen Signifikanzniveau von 0.05 und bei 3 Freiheitsgraden (Akut-, Fach-, Sonder-Krankenhaus) lag das Prüfmass mit $Chi^2 = 25.96$ weit über dem Chi-Quadratwert Chi^2 (0.95;2) = 5.99, so dass die Abweichungen durch den Zufall nicht mehr erklärt werden können.

TABELLE 1

Verteilungsabweichungen hinsichtlich Krankenhaustyp

Krankenhaustyp insgesamt	erwartete Häufigkeiten abs.	rel.	empirische Häufigkeiten abs.	rel.
Akut-Krankenhaus (1469)	534	49.7%	617	57.4%
Fach-Krankenhaus (486)	176	16.4%	143	13.3%
Sonder-Krankenhaus (1003)	364	33.9%	314	29.2%

Die empirische Verteilung ist signifikant von der tatsächlichen verschieden. Somit sind die Akut-Krankenhäuser in der Stichprobe überrepräsentiert, während die Fach- und Sonderkrankenhäuser unterrepräsentiert sind (Tab. 1)

9.2.1.3 Test über die Bettenklassen

Auch bei diesem Test ist das Ergebnis eindeutig, d.h. die Prüfhypothese, die empirische Verteilung nach den Bettenklassen (unter 100, 100-199, 200-399, über 399) entstammt der Ausgangsverteilung, wurde abgelehnt. Mit dem Wert $Chi^2 = 85.78$ gegenüber dem Chi^2 (0.95;3) = 7.82 liegt ein hochsignifikanter Unterschied vor.

Wie Tabelle 2 zeigt, sind die Krankenhäuser unter 100 Betten stark unterrepräsentiert, die Häuser über 399 Betten sind zu stark vertreten, während die beiden mittleren Klassen nur gering abweichen.

9.2.1.4 Test zur Verteilung der Trägerklassen

Schliesslich musste auch die Prüfhypothese bzgl. der Trägerklassen (öffentlicher, gemeinnütziger und privater Träger) abgelehnt werden, da der Wert $Chi^2 = 53.72$ zu Chi^2 (0.95;2) = 5.99 zu der Annahme führte, dass hier ebenfalls ein gegenüber der Ausgangsverteilung hochsignifikant verschiedenes empirisches Modell vorliegt.
So wie der öffentliche Träger mit 88 Häusern zu stark vertreten ist, weist der private Träger mit 96 Häusern eine zu schwache Besetzung in der Umfrage aus.

TABELLE 2

Verteilungsabweichungen der Bettenklassen

Bettenklasse insgesamt	erwartete Häufigkeiten abs.	rel.	empirische Häufigkeiten abs.	rel.
unter 100 Betten (979)	355	33.1%	242	22.5%
100 - 199 Betten (769)	279	26.0%	275	25.6%
200 - 399 Betten (755)	274	25.5%	303	28.2%
über 399 Betten (455)	166	15.4%	254	23.6%

TABELLE 3

Verteilungsabweichungen der Trägerklassen

Trägerklasse insgesamt	erwartete Häufigkeiten abs.	rel.	empirische Häufigkeiten abs.	rel.
öffentlich (1125)	408	38.0%	496	46.2%
gemeinnützig (1092)	396	36.9%	404	37.6%
privat (741)	270	25.1%	174	16.2%

Da die Variablen für Träger, Bettenklasse und Krankenhaustyp voneinander abhängen, hängen auch die Testergebnisse voneinander ab. Denn die zu stark vertretenen Akut-Krankenhäuser rühren von der überrepräsentierten Beteiligung der öffentlichen Träger her bzw. umgekehrt. Diese Gruppe bestimmt schliesslich auch noch den hohen Anteil der grösseren Häuser. Die Unterrepräsentanz der Fach- und Sonder-Krankenhäuser erklärt sich aus der schwachen Beteiligung der privaten Träger, was insgesamt wiederum für die zu geringe Besetzung der Häuser unter 100 Betten verantwortlich ist. Nur der gemeinnützige Träger verteilt sich hinreichend gleichmässig vor allem in den mittleren Bettenklassen.

9.2.2 Binomialmodell

Das Binomialmodell ersetzt das Chi-Quadrat-Modell wesentlich effizienter, sofern es sich um eine Variable mit nur 2 Ausprägungen - also Alternativdaten - handelt und bekannt ist, wie sich diese Variable theoretisch verteilen müsste. Unter bestimmten Bedingungen kann die Binomialverteilung dann auch durch eine Normalverteilung angenähert werden. Dieses spezielle Modell wurde angewendet, um weitere Repräsentanzuntersuchungen durchzuführen[3].

Zur weiteren Testung wurden Betten- und Trägerklassen zu binären Gruppen zusammen gefasst. Die neuen Variablen waren:

1. Bettenklasse 100 - 199 gegen alle übrigen
2. Bettenklasse 200 - 399 gegen alle übrigen
3. Gemeinnützige Träger gegen öffentliche und private zusammen.

Die Testergebnisse lassen es zu, die Nullhypothese beizubehalten, d.h. hinsichtlich der untersuchten Klassen sind Analysen statistisch repräsentativ mit einer in diesem Test vorgegebenen Irrtumswahrscheinlichkeit von zwei Prozent.

In den übrigen Klassen sind - wie vom Chi-Quadrat-Modell bereits zu erwarten war - die Abweichungen von den erwarteten Häufigkeiten zu gross, so dass die Nullhypothese in den übrigen Klassen immer abgelehnt werden musste.

Das Ergebnis für die Länderverteilung wurde im Binomialmodell nochmals bestätigt. Allerdings mussten für die Berechnungen einige Länder zuvor gruppiert werden, um den Bedingungen zu genügen.

9.2.3 Der Repräsentationsschluss ueber der Variablen EDV

Bisher wurde in einem Inklusionsschluss von der Grundgesamtheit auf das Stichprobenergebnis geschlossen.

Im Zusammenhang dieser Analyse ist es jedoch auch von Interesse, wie eine zuverlässige Schätzung des unbekannten Anteilswertes in der Grundgesamtheit möglich ist. Zu einem solchen Repräsentationsschluss können bei einigermassen grossen Stichproben die unbekannten Anteilswerte P und Q durch die Stichprobenwerte p und q ersetzt werden und für den Standardfehler erhält man dann nach dem hypergeometrischen Modell /3, 4, 12, 35, 40/ die Näherungsformel

$$\mathrm{sigma}_p^2 = \frac{p * q}{n} * \frac{N - n}{N - 1} .$$

Der Fehler der Stichprobe, also das Intervall bzw. die Konfidenzgrenzen für den Anteilswert p, wird durch e = t * p bestimmt, wobei t den Sicherheitsgrad der Aussage festlegt. t entspricht der bereits verwendeten Zufallsvariablen z. Erwartungswerte entsprechen im hypergeometrischen Modell denen im normalverteilten.

---

[3] Zur speziellen Durchführung und Darstellung siehe /20/.

So berechnet sich das Intervall für den Anteilswert p betreffend: 'das Krankenhaus wird durch die EDV unterstützt' auf

sigma = 0.893

Bei einem t = 3 liegen die Stichprobenergebnisse im Mittel zu 99,7% im Bereich zwischen 81.3% und 86.7%, da e = 3 * 0.893 = 2.7 beträgt.

Es sei nochmals erwähnt, dass der Berechnung die Annahme vorausgeht, die Anteilswerte p und q verhalten sich annähernd so in der Grundgesamtheit.

Da zuwenig Krankenhäuser unter 100 Betten in der Stichprobe sind und der EDV-Anteil hier bei 60%, der Anteil bei Häusern über 399 Betten bei 90% liegt (insgesamt bei 84%), kann man den tatsächlichen Wert in der Grundgesamtheit im Bereich

79 - 81%

schätzen. Demzufolge sind in dieser Stichprobe mehr Krankenhäuser mit EDV-Unterstützung enthalten. Diese Annahme beruht auf einer Berechnung mit den erwarteten Häufigkeiten und den prozentualen Werten dieser Stichprobe.

TEIL II

ERGEBNISSE

Kapitel 10

DER EDV-EINSATZ IM DEUTSCHEN KRANKENHAUS

Der Einsatz von Elektronischer Datenverarbeitung (EDV) im deutschen Krankenhaus ist Leitthema dieser Untersuchung. Die nachfolgend als Ergebnis der Umfrage (Teil I) mitgeteilten Ergebnisse sind, streng genommen, auf die Relationen der Stichprobe* zu beziehen. Es sei hier noch einmal auf die vorausgehend geschilderten Ergebnisse der Repräsentanzuntersuchung verwiesen.

Jedoch sind aus den Ergebnissen auch vorsichtige Schätzungen auf die Grundgesamtheit möglich, wie im vorherigen Kapitel ausgeführt. Es ist wohl kaum möglich, bei einer so weitreichenden Erhebung wie der vorliegenden bei der speziellen Zielpopulation eine höhere Rücklaufquote zu erreichen.

10.1 DER ALLGEMEINE EDV-EINSATZ

Der sehr hohe Anteil von 84% bzw. 902 Häusern, die angeben, EDV in ihren Betrieben unterstützend einzusetzen, ist dadurch bedingt, dass diese Gruppe auch die Krankenhäuser enthält, die sich einer Fremdanlage oder eines Rechenzentrums ausserhalb ihres Hauses bedienen.

34.9% (227 Häuser) setzen die EDV bereits ein

19.4% (126 Häuser) planen die EDV bis 1974

36.9% (240 Häuser) planen den Einsatz später

Abbildung 7: Ergebnis der Umfrage aus dem Jahre 1973 /11/

Die Umfrage aus dem Jahre 1973 (11) zum Entwicklungsstand der EDV 1972, die 800 Krankenhäuser der Bundesrepublik Deutschland mit über 250 Betten (ohne Universitätskliniken) untersuchte, ergab bei 651 verwertbaren Antworten das in Abb. 7 wiedergegebene Ergebnis.

Addiert man diese Prozente, so kommt man auf 90 - 92% der Krankenhäuser, die die EDV einsetzen oder den Einsatz zu einem früheren oder späteren Zeitpunkt planen.

---

* Bezug insgesamt auf 1074 Krankenhäuser, welche geantwortet haben und bei der Analyse nach den Bundesländern auf 1067 Häuser.

Da in der aktuellen Umfrage auch die Universitätskliniken enthalten sind, die kleineren Häuser aber weniger vertreten sind, lässt sich der Wert als annähernd bestätigt ansehen.

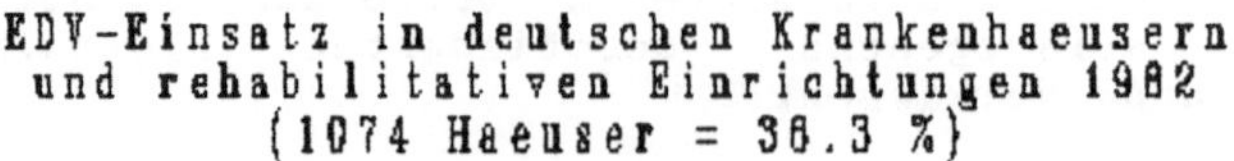

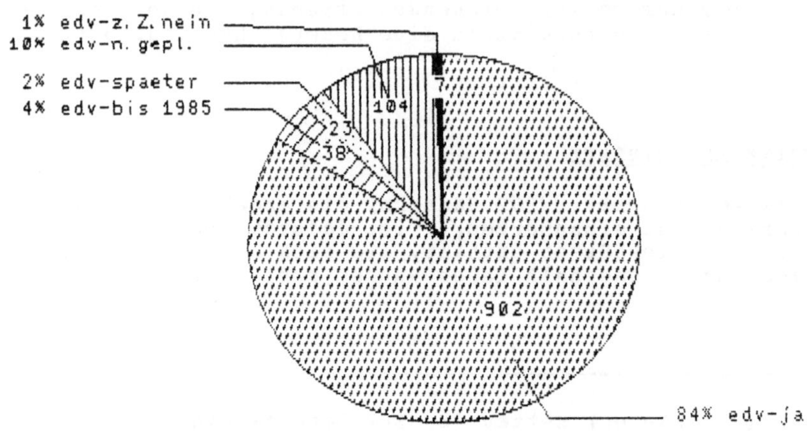

Abbildung 8: EDV-Einsatz in deutschen Krankenhäusern und rehabilitativen Einrichtungen 1982 (relativ)

Die übrigen 16% bzw. 172 Krankenhäuser, die z. Zt. die EDV nicht einsetzen, teilen sich in drei weitere Untergruppen auf, wie Abb. 8 zeigt. Knapp 4% (38) von 1074 planen die EDV-Einführung bis 1985, weitere 2% (23) planen die EDV später ein und für nahezu 10% (104) ist die Unterstützung mit EDV für ihren Betrieb nicht vorgesehen. 7 machten keine weiteren Angaben über ihre Absichten.

Abb. 9 mit absoluten Häufigkeiten hebt zusätzliche Informationen hervor. Von den 902 Häusern geben 32 im Fragenteil D (Geplanter EDV-Einsatz) des Fragebogens an, dass sie grundsätzliche Änderungen (z.B. Umstellung von Fremd- auf eigene Anlage) vornehmen wollen, 26 bis 1985 und 6 zu einem späteren Zeitpunkt.

Für die Entwicklung der EDV in den Krankenhäusern zeigt die Abb. 10 eine zunehmende Tendenz. Um 3.5% steigt der Anteil der Häuser mit EDV-Einsatz bis zum Jahre 1985 auf 87.5% und in der weiteren Zukunft um noch einmal 2.4% auf 89.7%, wenn die angegebenen Planungsvorhaben und -absichten realisiert werden. Mit knapp 90% scheint eine vorläufige Obergrenze auf absehbare Zeit erreicht zu werden.

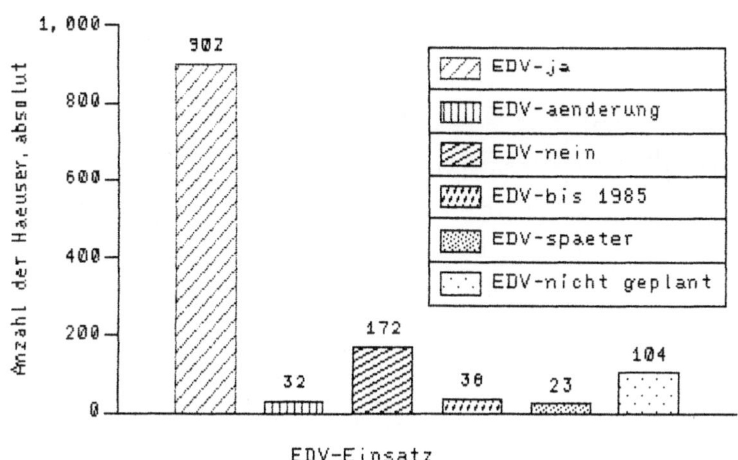

Abbildung 9: EDV-Einsatz in deutschen Krankenhäusern und rehabilitativen Einrichtungen 1982 (absolut)

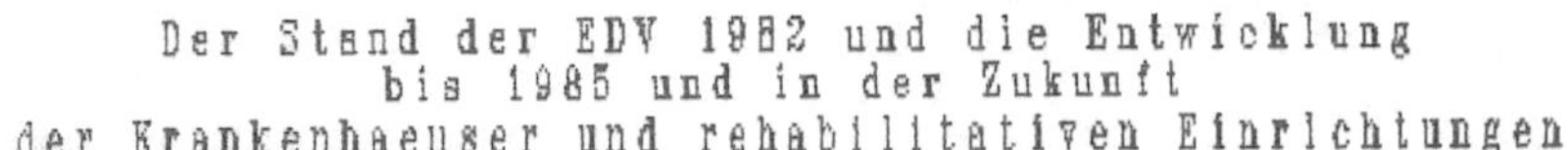

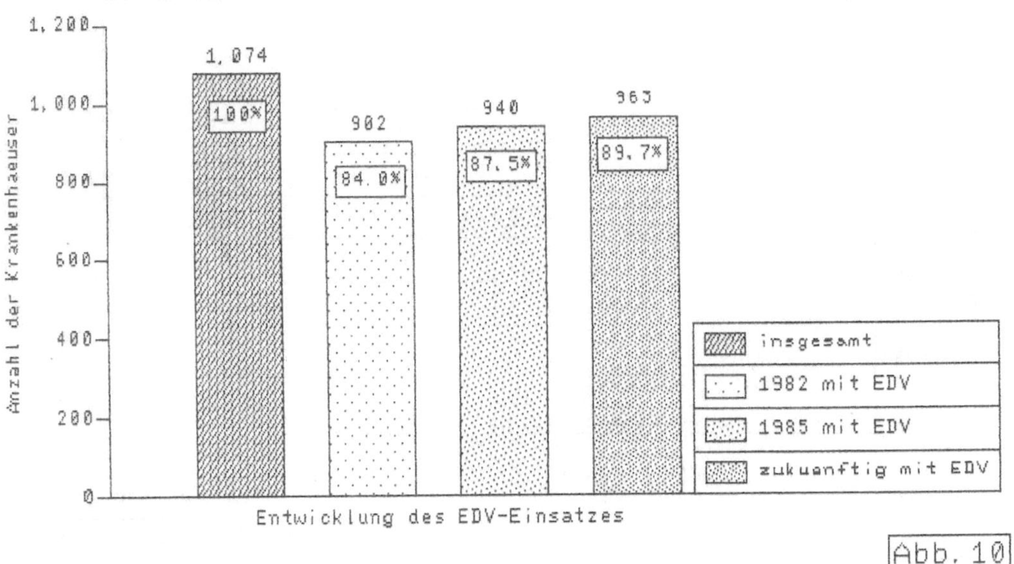

Abbildung 10: Der Stand der EDV in den Krankenhäusern 1982 und die zukünftige Entwicklung

10.2 EDV-EINSATZ IN DEN BUNDESLAENDERN

1067 Krankenhäuser wurden berücksichtigt, um den Anteil der EDV-Unterstützung in jedem Bundesland in Abb. 11 aufzuzeigen. Dass alle 43 Krankenhäuser des Saarlandes sich der EDV bedienen, ist wohl unwahrscheinlich. Die Stichprobe gelangt hier wohl zufällig zu einem Ergebnis von 100% bei 15 Häusern. Das Land Bayern mit 78.2% und zu je 80% Schleswig-Holstein und Rheinland-Pfalz zeigen die niedrigsten Anteile hinsichtlich der EDV-Unterstützung.

Insgesamt gesehen herrscht in den Bundesländern jedoch eine annähernde Gleichverteilung mit geringen Abweichungen um den arithmetischen Mittelwert von 84% vor. Ordnet man die Länder in der Reihenfolge der EDV-Anteile aufsteigend an, so liegt der Median mit 83.5% nahe dem Durchschnitt. Ausgesprochene Ausreisserwerte kommen - abgesehen vom Saarland - nicht vor.

Die Abb. 12 mit Absolutangaben hebt die unterschiedliche Anzahl der Krankenhäuser in den Ländern, entsprechend der Einwohnerzahl, hervor. Es ist nicht zu entscheiden, ob die Grösse der Krankenhauspopulation in

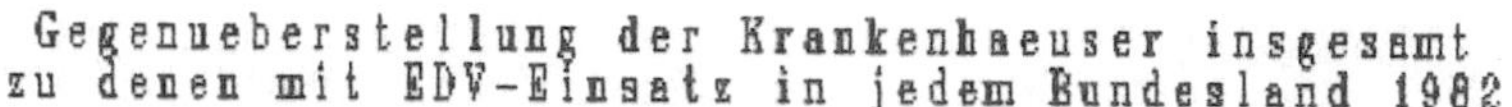

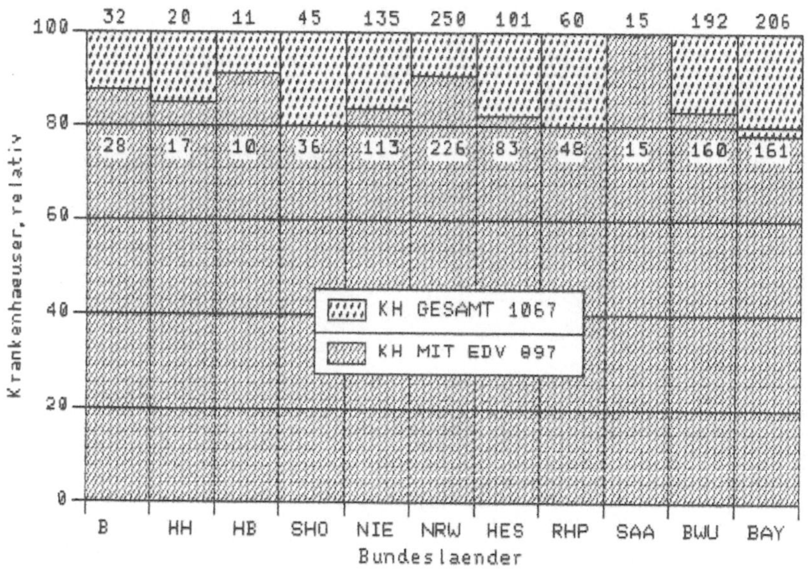

Abbildung 11: **Gegenüberstellung der Krankenhäuser insgesamt zu denen mit EDV-Einsatz in jedem Bundesland (relativ)**

den einzelnen Ländern in Relation zu einer übergeordneten Planung und deren Möglichkeiten steht oder nicht.

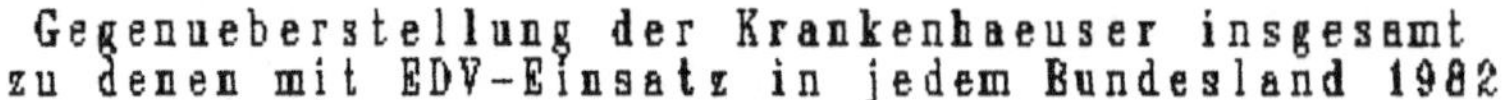

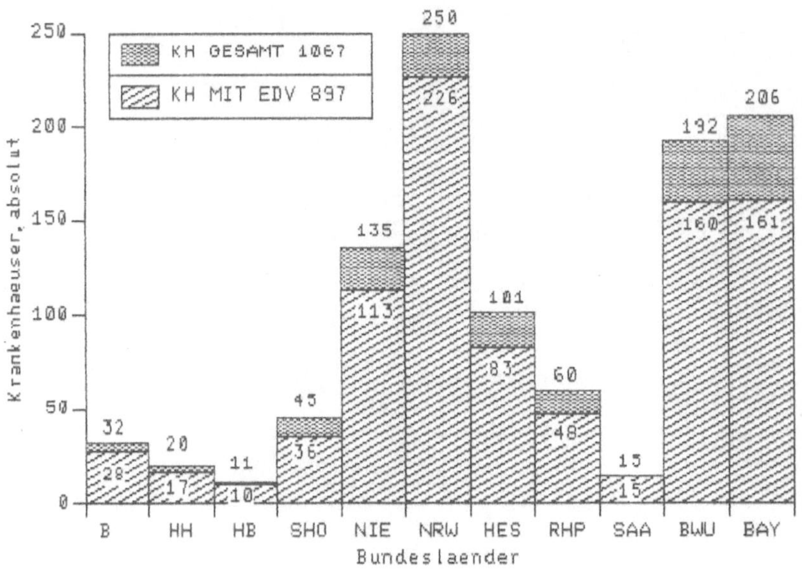

Abbildung 12: Gegenüberstellung der Krankenhäuser insgesamt zu denen mit EDV-Einsatz in jedem Bundesland 1982 (absolut)

10.3 EDV-EINSATZ IN DEN BETTENKLASSEN

Ordnet man die Krankenhäuser in elf ansteigenden Bettenklassen an, so zeigt sich, dass der Anteil der Häuser mit EDV-Unterstützung zunimmt, je mehr Betten das Krankenhaus hat.

Diese Verteilung ist in Abb. 13 dargestellt. Für die Ermittlung weiterer Subpopulationen und Verteilungen wurde mit acht Grössenklassen (<100, 100-199, 200-299, 300-399, 400-599, 600-799, 800-999, >999) oder noch stärkeren Zusammenfassungen gearbeitet.

Von 242 Häusern unter 100 Betten sind noch 96 (rund 40 %) ohne EDV, von 275 Häusern mit 100-199 Betten noch 52 (19 %) und ab der nächsten Klasse jeweils nur noch verschwindend wenige ohne EDV. Dies wird nicht zuletzt darin begründet sein, dass der Datenanfall und seine Bewältigung einschliesslich der gesetzlichen Auflagen ohne die Elektronische Datenverarbeitung kaum mehr zu erledigen ist.

Abb. 14 stellt in vier Bettenklassen die prozentualen Anteile dar. Die Kreisgrössen sind ein Mass für die jeweilige Mächtigkeit der Klasse.

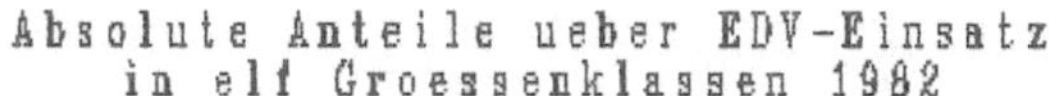

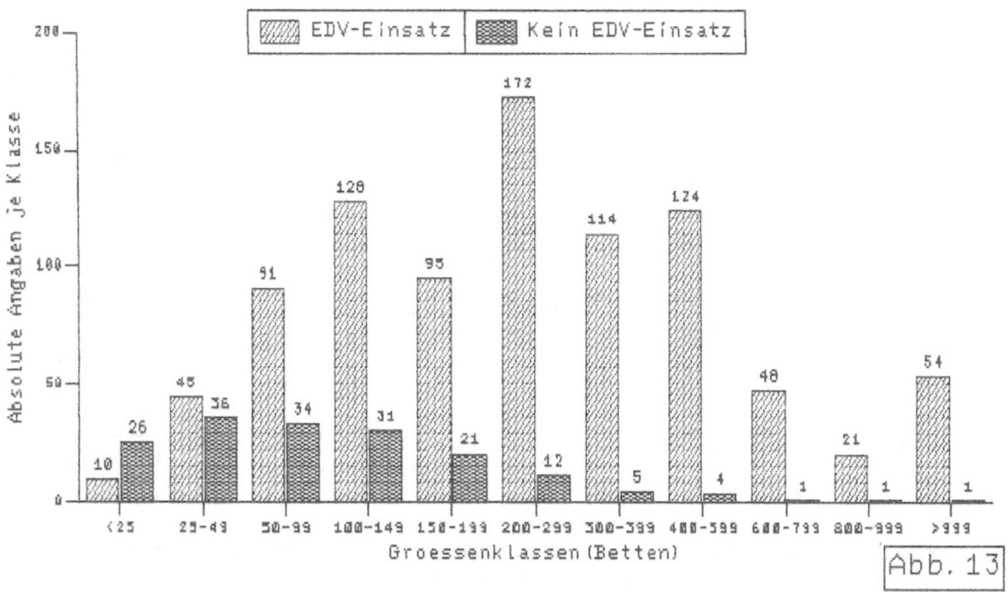

Abbildung 13: Absolute Anteile über EDV-Einsatz in elf Grössenklassen 1982

Bei den Krankenhäusern unter 100 Betten ist mit 60% EDV-Unterstützung ein recht niedriger, aber doch noch beachtlicher Anteil an Krankenhäusern mit EDV zu vermerken. Die Häuser mit 100-199 Betten liegen gleich um 21% höher bei 81%, die Gruppe mit 200-399 Betten liegt dann bereits bei 94%, die mit über 399 Betten bei 97%. Die beiden grossen Klassen nehmen also ein Intervall zwischen 94 und 97 Prozent einschliesslich der Universitätskliniken ein, was durchaus bestätigt werden kann, betrachtet man die Tendenz der alten Umfrage mit 90 - 92 Prozent EDV-Unterstützung bei Krankenhäusern über 250 Betten ohne Universitätskliniken. Die zusätzlich gemachten Prozentangaben beziehen sich immer auf die Grundgesamtheit der jeweiligen Klasse. So haben sich z.B. 25% von 979 Häusern unter 100 Betten an der Umfrage beteiligt und 56% derjenigen über 399 Betten.

Relative Anteile ueber EDV-Einsatz
in vier Groessenklassen 1982

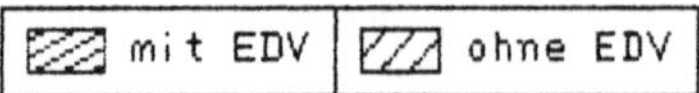

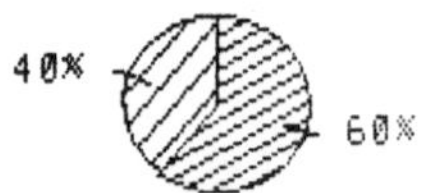

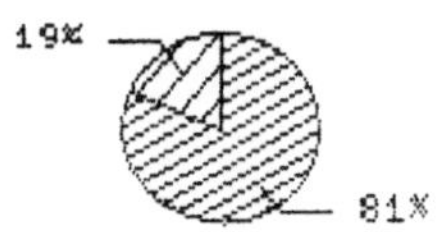

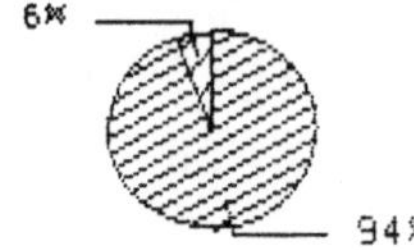

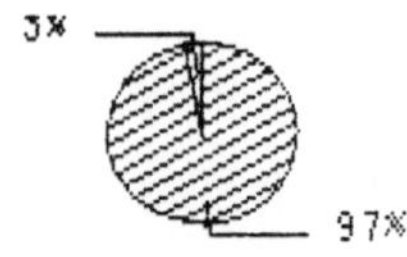

unter 100 Betten	100 - 199 Betten	200 - 399 Betten	ueber 400 Betten
242 Haeuser =	275 Haeuser =	303 Haeuser =	254 Haeuser =
25 % von 979 KH	36 % von 769 KH	40 % von 755 KH	56 % von 455 KH

Abb. 14

Abbildung 14: Relative Anteile des EDV-Einsatzes in vier Grössenklassen im Jahre 1982

10.4 EDV-EINSATZ NACH DEN TRAEGERN

Recht unterschiedlich in der EDV-Aktivität verhalten sich die Träger.

Sie sind in Tabelle 4 in acht Klassen aufgeschlüsselt, je nachdem sie EDV einsetzen oder nicht.

Die Universitäten, die Landkreise, Gemeinden und Städte und die frei gemeinnützig konfessionellen Träger unterstützen jeweils zu über 90% ihre Krankenhäuser mit EDV. Neben diesen hohen Anteilen ist der Wert der Landesversicherungsanstalten und der Bundesversicherungsanstalt für Angestellte mit 36.8% der niedrigste. Allerdings hatte sich diese Gruppe mit insgesamt 38 Antworten nur gering an der Umfrage beteiligt. Dennoch wird der Anteil mit EDV in der Tendenz die richtige Grössenordnung angenommen haben, da es sich hier meistens um rehabilitative Einrichtungen, insbesondere Kurkliniken, handelt, die - wenn überhaupt mit EDV ausgestattet - die EDV-Anlagen in der Regel vom Haus völlig gelöst in den Zentralverwaltungen des Trägers angesiedelt haben.

Die Kurkliniken haben dann überhaupt keine Berührung mit der EDV. Dass die privaten Träger bei 62.1% mit EDV-Einsatz liegen, zeigt zumindest ihr interessiertes Engagement, sind es doch hauptsächlich Häuser und Kliniken geringerer Grösse.

TABELLE 4

EDV-Einsatz nach acht Trägerklassen

Träger der Krankenhäuser	mit EDV abs.-rel.	ohne EDV abs.-rel.
Universität	17-94.4%	1- 5.6%
LVA,BfA	14-36.8%	24-63.2%
Stadt,Gemeinde,Landkreis	364-95.8%	16- 4.2%
Bund,Land	46-76.7%	14-23.3%
gemeinnützig-allgemein	86-81.9%	19-18.1%
gemeinnützig-konfessionell	256-90.5%	17- 9.5%
gemeinnützig-Rotes Kreuz	11-68.8%	5-31.2%
privat	108-62.1%	66-37.9%

In Abb. 15 werden die EDV-Anteile prozentual bei der Unterscheidung nach drei Trägern (öffentlich, frei gemeinnützig und privat) hervorgehoben. Die öffentlichen (mit 89%) und die frei gemeinnützigen Träger (mit 87%) zeigen gegenüber den privaten Trägern um gut 25% höhere Werte an, was schon bedeutet, dass die beiden auch in der Stichprobe quantitativ stärksten Gruppen - die Grösse der Kreise entspricht der jeweiligen Mächtigkeit - ein sehr starkes Engagement in EDV-Aktivitäten ihrer Krankenhäuser aufbringen. Möglicherweise sind auch finanzielle Gesichtspunkte für das unterschiedliche EDV-Engagement verantwortlich. Die zusätzlichen Prozentangaben geben die Beteiligung der Trägerklasse an der Umfrage an. Mit knapp einem Viertel der 741 Häuser haben die privaten Träger nur wenig an der Umfrage teilgenommen.

Relative Anteile ueber EDV-Einsatz
in drei Traegerklassen 1982

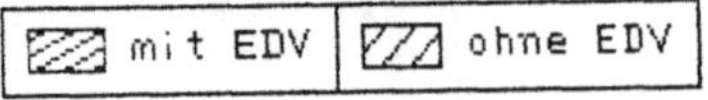

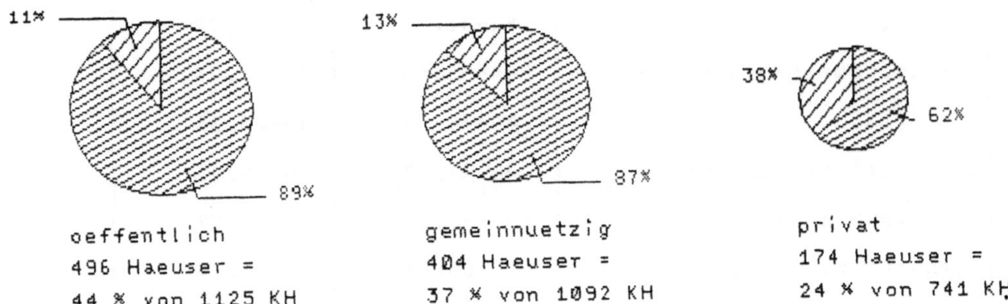

Abb. 15

Abbildung 15: Relative Anteile des EDV-Einsatzes in drei Trägerklassen 1982

10.5 EDV-EINSATZ NACH DER TYPENKLASSIFIKATION

Mit 94% EDV-Unterstützung in der quantitativ grössten Klasse der Akut-Krankenhäuser kann eine hohe Beteiligung festgestellt werden, was im Zusammenhang mit den Bettenklassen und den Trägeraktivitäten gesehen werden muss. Bei den Fach-Krankenhäusern liegt der EDV-Anteil bei 73%, der wohl kaum höher zu erwarten ist, auch wenn nur 29% an dieser Umfrage beteiligt sind. Die Sonder-Krankenhäuser nehmen mit 69% EDV-Einsatz einen Anteil ein, der unter Umständen noch zu hoch geschätzt sein könnte, da sich zuwenig Häuser unter 200 Betten an der Umfrage beteiligt haben.

Abb. 16 zeigt die prozentualen Verteilungen nach den drei Typen deutscher Krankenhäuser in Kreisdiagrammen, deren unterschiedliche Grössen die Mächtigkeit der jeweiligen Klasse bestimmen. Auch in dieser Darstellung geben die zusätzlichen Prozentangaben die Umfragebeteiligung in der jeweiligen Klasse an.

Relative Anteile ueber EDV-Einsatz
in drei Typenklassen 1982

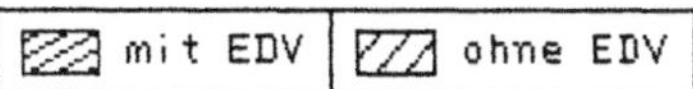

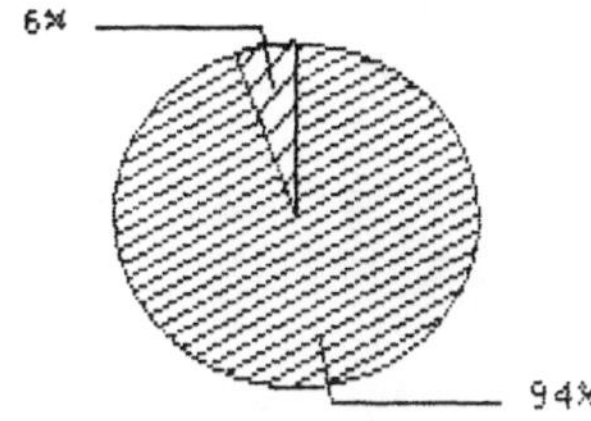

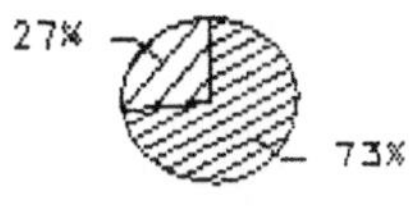

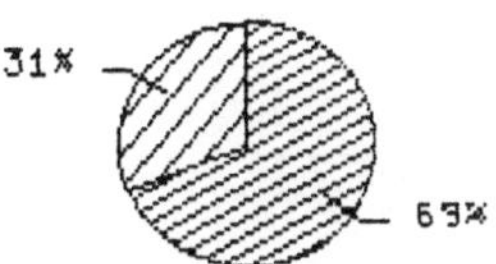

Akut-Krankenhaus	Fach-Krankenhaus	Sonder-Krankenhaus
617 Haeuser =	143 Haeuser =	314 Haeuser =
40 % von 1469 KH	29 % von 486 KH	31 % von 1003 KH

Abb. 16

Abbildung 16: Relative Anteile über EDV-Einsatz in drei Typenklassen

10.6 EDV-EINSATZ NACH DER ANZAHL DER FACHABTEILUNGEN

Die Untersuchung nach der Anzahl der Fachabteilungen der Krankenhäuser wurde aufgrund der Angaben zur Frage A4 des Fragebogens gemacht. Hierzu wurde in einem SPSS-Programm mittels einer COUNT-Anweisung die neue Variable FACH erzeugt, die auszählt, wieviele - nicht welche - Fachabteilungen die Krankenhäuser jeweils haben. Dabei wurden Häufigkeiten festgestellt zwischen 1 und 23 Fachabteilungen. Diese 23 verschiedenen Klassen wurden gruppiert.

Fünf Gruppen in Abb. 17 repräsentieren die Krankenhäuser nach der Anzahl der Fachabteilungen, indem die Klassen mit annähernd gleichen EDV-Anteilen zusammengefasst wurden. 251 Krankenhäuser mit 1 Fachabteilung werden zu knapp 2/3 mit EDV unterstützt, gut 3/4 der 150 Häuser mit 2 Fachabteilungen und knapp 80% der 103 Häuser mit 3 Fachabteilungen verwenden die EDV. Bei den 66 Häusern mit 4 Fachabteilungen liegt die EDV Aktivität bei fast 85%. Die 504 Krankenhäuser mit 5-23 Fachabteilungen haben einen Anteil von weit über 90% und erreichen im arithmetischen Mittelwert mit 97.4% nahezu die 100%-Marke.

Unter Berücksichtigung der 23 aufsteigend geordneten Klassen liegt der Median in der Klasse mit 4 Fachabteilungen bei 84.8%, nur um 0.8% vom Durchschnitt entfernt, d.h. fast die Hälfte der 1074 Krankenhäuser liegt hier oberhalb des Durchschnitts, der andere Teil unterhalb.

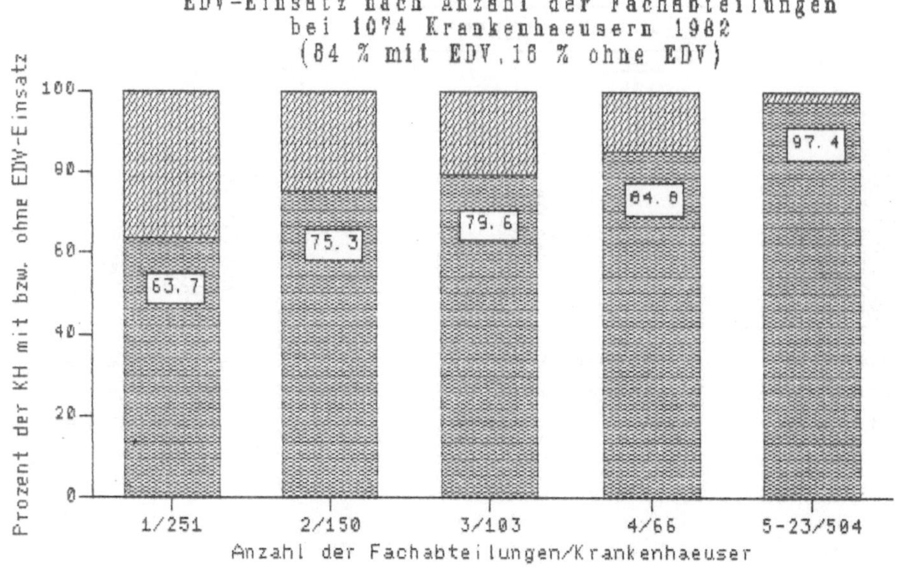

Abbildung 17: EDV-Einsatz nach Anzahl der Fachabteilungen bei 1074 Krankenhäusern 1982

10.7 EINE STRUKTUR UEBER TYP, GROESSE UND TRAEGER

Mit der SPSS-Prozedur AGGREGATE /21, 37/ wurde eine aggregierende Analyse über die drei Strukturvariablen für die Typenklasse, die Bettenklasse und die Trägerklasse erstellt.

Von theoretisch 36 möglichen Kombinationen traten 35 auf. Drei hatten Häufigkeiten von über 100, 12 Klassen kamen weniger als 10 mal vor.

Nach den Häufigkeiten wurden die 35 Klassen zu 19 Gruppen zusammengefasst. Eine weitere Analyse über den EDV-Einsatz stellte ein sehr differenziertes Bild über die Unterstützung der Krankenhäuser mit EDV hinsichtlich von 19 verschiedenen Krankenhausgruppen zur Verfügung. Tabelle 5 zeigt die gewonnene Verteilung. Die relativen Werte sind auf ganze Zahlen gerundet.

Vergleicht man die Verteilung nach diesen Krankenhausgruppen in der Stichprobe mit der in der Grundgesamtheit, so zeigen sich Abweichungen zwischen den erwarteten und den empirischen Häufigkeiten.

TABELLE 5

Krankenhausgruppen nach EDV-Einsatz

Krankenhausgruppe KHTYP.BETT.TRÄGER	mit EDV abs.-rel.	ohne EDV abs.-rel.
Akut.unter100.öffentlich	41- 82%	9-18%
Akut.unter100.gemeinnützig	13- 62%	8-38%
Akut.alle.privat	7-100%	-
Akut.100-199.öffentlich	70- 95%	4- 5%
Akut.100-199.gemeinnützig	49- 89%	6-11%
Akut.200-399.öffentlich	106- 99%	1- 1%
Akut.200-399.gemeinnützig	107- 97%	3- 3%
Akut.über399.öffentlich	129- 98%	3- 2%
Akut.über399.gemeinnützig	60- 98%	1- 2%
Fach.alle.öffentlich	21- 91%	2- 9%
Fach.alle.gemeinnützig	45- 79%	12-21%
Fach.unter100.privat	28- 54%	24-46%
Fach.über99.privat	10- 83%	2-17%
Sonder.unter200.öffentlich	26- 46%	30-54%
Sonder.unter200.gemeinnützig	50- 73%	18-27%
Sonder.unter200.privat	37- 52%	34-48%
Sonder.über200.öffentlich	48- 87%	7-13%
Sonder.über200.gemeinnützig	29- 91%	3- 9%
Sonder.über200.privat	26- 81%	6-19%

Dabei fallen 6 Gruppen durch besonders hohe Abweichungen bis zu 6.1% auf, die dann nach der Chi²-Methode auch zum Ergebnis führen, dass die Stichprobe in dieser Struktur nicht repräsentativ ist.

Insbesondere sind in der Gruppe der privaten Akut-Krankenhäuser aller Bettenklassen 14 zuwenig vertreten, bei den kleinsten privaten Fach-Krankenhäusern fehlen 33 und bei den kleinen privaten Sonder-Krankenhäusern sogar 46, um der Verteilung repräsentativen Charakter zu geben.

Die öffentlichen Akut-Krankenhäuser sind in der Klasse mit 200-399 Betten um 32 zu stark und in der über 399 Betten sind 64 zuviel vorhanden. Die öffentlichen Fach-Krankenhäuser aller Bettenklassen nehmen mit 14 Häusern zuviel auch einen zu breiten Raum ein. Die übrigen Abweichungen liegen in einem Fehlerbereich von +1% bis -0.9%, was die Prüfmethode durchaus akzeptiert hätte.

Diese Analyse bestätigt letztlich nur die Überlegungen und Interpretationen zu den Ergebnissen der vorigen Abschnitte bzgl. der EDV-Aktivität der Krankenhäuser.

Innerhalb der gewonnenen Gruppen spiegelt der Grad des Einsatzes der EDV das Zusammenspiel komplexer Faktoren wie unter anderem Grösse und Träger wider. Geringe EDV-Anteile weisen insbesondere kleine private Fach-Krankenhäuser und kleinere Sonder-Krankenhäuser aller Träger auf.

Kapitel 11

ONLINE-EINSATZGEBIETE FUER DIE EDV IM KRANKENHAUS

Die weiteren Auswertungen liefern vornehmlich strukturanalytische Ergebnisse, die hier mit einer Häufigkeitsanalyse über die mit EDV im Dialogbetrieb unterstützten Einsatzfelder vorbereitet wurde. 30 Einsatzfelder konnten aufgrund der Antworten zur Frage C.8

> 'In welchen Bereichen setzen Sie die EDV im Dialogbetrieb ein? Welche Bereiche sind geplant?'

berücksichtigt werden.

902 Krankenhäuser gaben an, die EDV einzusetzen. Davon sind im Jahre 1982 590 Häuser (65.4%) auf mindestens einem Gebiet online mit EDV tätig, 420 Häuser (46.6%) planen entweder mindestens ein weiteres Gebiet im Dialogbetrieb zu unterstützen oder planen den Dialogbetrieb erstmalig einzuführen. Tabelle 6 gibt den Stand 1982 in 30 Einsatzfeldern bei 590 Häusern wieder und zeigt die Planungsabsichten von 420 Häusern auf. Die Reihenfolge der Eintragungen richtet sich nach den Häufigkeiten absteigend für 1982. Die relativen Angaben beziehen sich auf 902 Krankenhäuser.

2059 EDV-Aktivitäten in den Einsatzgebieten konnten festgestellt werden, wenn man die Häufigkeiten addierte. 1415 Planungen für die Einsatzfelder lassen einen zukünftigen Stand erwarten, der bei dann 3474 EDV-Aktivitäten in 721 Häusern von 902 (79.9%) in Tabelle 7 einen durchschnittlichen Grad von 4-5 Anwendungen aufweisen würde, gegenüber 3-4 Anwendungen im Jahre 1982 bei 590 engagierten Häusern.

Beide Tabellen zeigen deutlich, dass die hauptsächlichen Aktivitäten der EDV 1982 und auch zukünftig in den administrativen, organisatorischen und versorgungstechnischen Bereichen liegen. Dabei werden die Stationäre Patientenabrechnung und die Patientenaufnahme mit über 50% im Jahre 1982 und in der Zukunft mit gut 70% in den Krankenhäusern im Dialog eingesetzt. Lag die Anwendung für die Bettenbelegungsplanung 1982 noch an 3. Stelle, so fällt sie in der Zukunft auf die 6. Stelle zurück. Dagegen werden in der Ambulanten Patientenabrechnung, der Apotheke und der Bestandsführung jeweils noch über 22% zusätzlich eingeplant, so dass zukünftig diese Gebiete bei mindestens einem Drittel der Häuser durch EDV unterstützt werden und somit an Bedeutung gewinnen. Aber auch die Planungsgebiete für die Bettenbelegung und den Personaleinsatz werden noch weiter durch EDV-Verfahren automatisiert.

Sind es heute noch 198 bzw. 112 Einsätze, so werden es nach der Realisierung der Planungsabsichten 288 bzw. 214 engagierte Häuser sein, also 30 bzw. knapp 25% von 902 mit EDV.

Alle übrigen Einsatzfelder liegen mit ihren Häufigkeiten so niedrig, dass heute mit 6.3% der höchste Anwendergrad und auch in absehbarer Zukunft ein Wert von sicherlich nicht mehr als 10% zu erwarten ist.

Diese Zahlen und ihre Relationen, insbesondere der häufigsten Einsatzgebiete, bedürfen noch einer Interpretation, betrachtet man sie im Hinblick auf die 19 strukturierten Krankenhausgruppen. Stellt man diese

TABELLE 6

Online-Einsatzgebiete unter 902 Krankenhäusern

Einsatzgebiete im Dialogbetrieb (online)	Stand 1982 abs.	rel.	Planungen abs.	rel.
1. Stat. Patientenabrechnung	498	55.2%	138	15.3%
2. Patientenaufnahme	466	51.7%	164	18.2%
3. Bettenbelegungsplan	198	22.0%	90	10.0%
4. Amb. Patientenabrechnung	177	19.6%	202	22.4%
5. Apotheke	123	13.6%	200	22.2%
6. Bestandsführung	115	12.7%	204	22.6%
7. Personaleinsatz	112	12.4%	102	11.3%
8. Labor	57	6.3%	74	8.2%
9. Befund-Dokumentation	46	5.1%	45	5.0%
10. Inform.-Austausch via Term.	43	4.8%	44	4.9%
11. Nuklearmedizin	30	3.3%	12	1.3%
12. Aufnahmestation	29	3.2%	18	2.1%
13. Intensivpflege	26	2.9%	7	0.8%
14. Ausw. v. Unters. . Ther. erg.	23	2.5%	22	2.4%
15. Personalabrechnung	17	1.9%	3	0.3%
16. Blutbank	15	1.7%	26	2.9%
17. Wachstation	15	1.7%	9	1.0%
18. Diagnoseunterstützung	14	1.6%	21	2.3%
19. Forschung	13	1.4%	2	0.2%
20. Literatur-Dokumentation	11	1.2%	12	1.3%
21. Leistungserfassung	8	0.9%	3	0.3%
22. Ausbildung	7	0.8%	4	0.4%
23. Planung v. Vors. Unters.	4	0.4%	5	0.6%
24. Personal-Info. System	3	0.3%	3	0.3%
25. Med. Dokumentation	3	0.3%	-	
26. Arztbriefschreibung	2	0.2%	2	0.2%
27. Kurmitteldisposition	1	0.1%	1	0.1%
28. Küche	1	0.1%	1	0.1%
29. Physik.-therap. Planung	1	0.1%	1	0.1%
30. Archiv	1	0.1%	-	

und ihre einzelnen Merkmale den Einsatzgebieten gegenüber, so kann man feststellen, dass sich die Anwendungsgebiete für den EDV-Einsatz nicht gleichmässig über die Strukturelemente verteilen. Der Bedarf der Häuser ist unterschiedlich und ihre Voraussetzungen bzw. ihre 'Sensibilität' für den EDV-Einsatz sind von den strukturellen Daten abhängig.

Der EDV-Einsatz in den verschiedenen Gebieten im Krankenhaus nimmt mit der Grösse des Hauses nach Betten entsprechend zu. Bei den Grosskrankenhäusern ist der EDV-Einsatz in der Ambulanten Abrechnung relativ geringer, da zu dieser Gruppe auch Landeskrankenhäuser, zwar mit hohen Bettenkapazitäten, aber vor allem für Langzeitkranke und ohne wesentliche Ambulanzen gehören.

Träger der grösseren Häuser sind überwiegend die öffentliche Hand und die frei gemeinnützigen Einrichtungen. Beide sind mit über 50% bzw.

TABELLE 7

Zukünftiger Stand der Online-Einsatzgebiete

Einsatzgebiete im Dialogbetrieb (online)	Zukünftiger Stand absolut	relativ
1.Stat.Patientenabrechnung	636	70.5%
2.Patientenaufnahme	630	69.8%
3.Amb.Patientenabrechnung	379	42.0%
4.Apotheke	323	35.8%
5.Bestandsführung	319	35.4%
6.Bettenbelegungsplan	288	31.9%
7.Personaleinsatz	214	23.7%
8.Labor	131	14.5%
9.Befund-Dokumentation	91	10.1%
10.Informations-Austausch via Term.	87	9.6%
11.Aufnahmestation	47	5.2%
12.Ausw.v.Unters.u.Therapieerg.	45	5.0%
13.Nuklearmedizin	42	4.7%
14.Blutbank	41	4.5%
15.Diagnoseunterstützung	35	3.9%
16.Intensivpflege	33	3.7%
17.Wachstation	24	2.7%
18.Literatur-Dokumentation	23	2.5%
19.Personalabrechnung	20	2.2%
20.Forschung	15	1.7%
21.Leistungserfassung	11	1.2%
22.Ausbildung	11	1.2%
23.Planung v. Vorsorgeunters.	9	1.0%
24.Personal-Info.System	6	0.7%
25.Arztbriefschreibung	4	0.4%
26.Medizinische Dokumentation	3	0.3%
27.Kurmitteldisposition	2	0.2%
28.Küche	2	0.2%
29.Physik.-therap. Planung	2	0.2%
30.Archiv	1	0.1%

über 60% in den Anwendungen Patientenaufnahme und Stationäre Abrechnung engagiert. Der private Träger unterstützt beide Aufgaben mit 20 und 30% seiner Häuser. Allerdings ist der Bedarf der privaten Häuser auch geringer, da es in der Regel Fach-Krankenhäuser mit kleineren Bettenzahlen unter 100 oder Kurkliniken sind.

Besonders auffällig ist das Engagement des öffentlichen Trägers in der Ambulanten Abrechnung mit bereits 27%, während hier die beiden anderen mit 13 bzw. 11% weniger computerorientiert sind.

Dagegen sind die gemeinnützigen mit 20% beim Personaleinsatz und mit fast 30% in der Bettenbelegungsplanung beteiligt. Hier liegen die öffentlichen mit 7% und 20% und die privaten mit 9 und 10% mit wenigen Anwendungen zurück.

In der Unterstützung der Bestandsführung mit EDV sind die Träger mit 15, 10 und 11% nahezu gleich. Apotheken werden beim öffentlichen mit 16%, beim gemeinnützigen mit 13% und beim privaten Träger mit 5% mit der EDV unterstützt.

Entwicklungsstand bei 30 zusammengefassten Online-Gebieten
in relativen Haeufigkeiten
nach strukturierenden Krankenhausmerkmalen

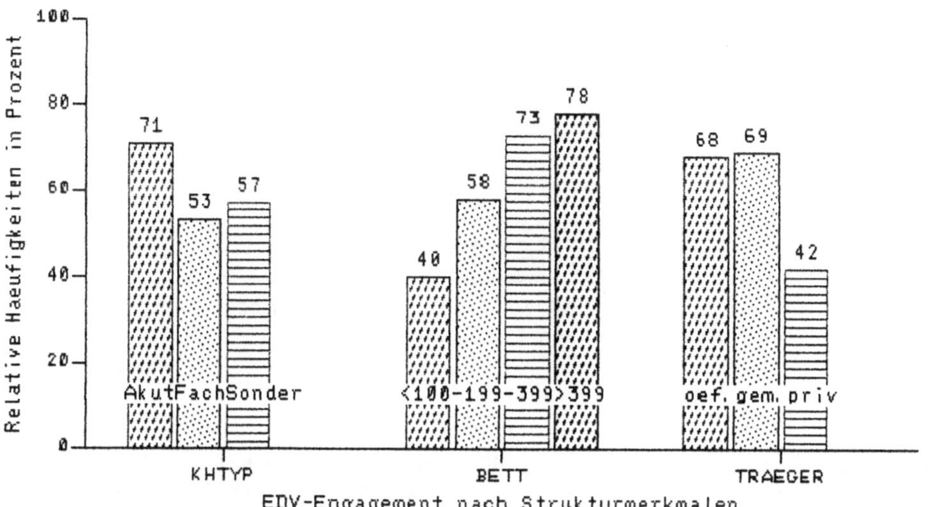

Abb. 18

Abbildung 18: Entwicklungsstand bei 30 zusammengefassten Online-Gebieten in rel. Häufigkeiten nach Krankenhausmerkmalen

Analysiert man die Online-Aktivitäten nach dem Krankenhaustyp, so werden in den Akut-Krankenhäusern EDV-Anwendungen im Vergleich zu den beiden anderen Typen zu 25 bis 50% mehr eingesetzt. Es handelt sich bei diesen Häusern hauptsächlich um öffentlich bzw. gemeinnützig unterhaltene mit wiederum den grössten Anteilen an Kapazitäten über 200 Betten.

Betrachtet man diese Einsatzgebiete insgesamt und teilt die Krankenhäuser jeweils nach den Strukturelementen auf, so ergeben sich Verhältnisse, wie sie in Abb. 18 für das Jahr 1982 dargestellt sind.

Die zukünftige Entwicklung zeigt gemäss Abb. 19 eine kontinuierliche Zunahme in allen differenzierten Strukturmerkmalen, bezogen auf die jeweilige Gruppe. Bei prozentualen Zunahmen von minimal 12% und maximal

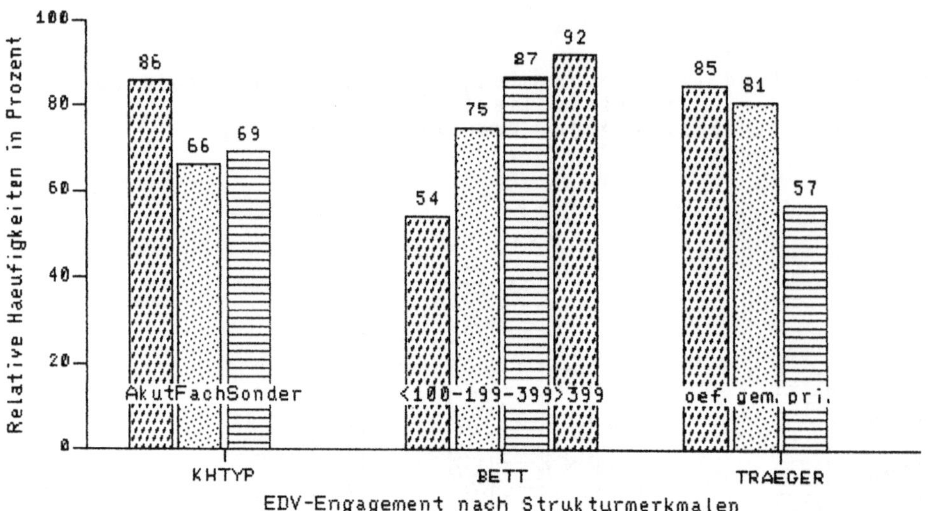

Abbildung 19: Zukünftiger Stand bei 30 zusammengefassten Online-Gebieten in rel. Häufigkeiten nach Krankenhausmerkmalen

17% gegenüber 1982 planen für die Zukunft 14.5% der Krankenhäuser mit EDV erstmalig mindestens ein Gebiet im Dialogbetrieb.

Bei nur unwesentlichen gruppenstrukturellen Veränderungen ist auch zukünftig mit den im Jahre 1982 vorgefundenen Verhältnissen zu rechnen.

Kapitel 12

EDV-EINSATZ IM INTERNEN MANAGEMENT

Ausgehend von der in Abb. 4 dargestellten Struktur der Managementebenen wurde in den nachfolgenden Analysen untersucht, wie weit und tief die Krankenhäuser in den vier Ebenen mit der EDV vorgedrungen sind. Wenn bei den Ergebnissen nicht anders angegeben, liegen jeweils die 902 Häuser, die EDV einsetzen, den Berechnungen zugrunde.

Auf die vier Ebenen des internen Managements wurden insgesamt 32 Variablen resp. Einsatzgebiete verteilt. Bis auf die beiden Variablen für Forschung und Ausbildung mit EDV gingen alle übrigen 28 Einsatzgebiete, die im Dialogbetrieb unterstützt werden, in die Berechnungen einfach ein, die Anwendung für den Informationsaustausch via Terminal wurde den ersten drei Ebenen, Administration, Zentrale Dienste und Patienten- und Medizinische Versorgung jeweils zugeordnet. Zusätzlich kam die Variable DVDOPPIK hinzu, die Krankenhäuser mit computergestützter doppischer Buchhaltung markiert, wenn sie in wenigstens einer der wichtigen Nebenbuchhaltungen aktiv sind. Stand ein eigenes Rechenzentrum zur Verfügung, so wurde auch dieser Umstand einfach berücksichtigt. 845 Krankenhäuser unterstützen die DOPPIK mit EDV, 201 verfügen über ein eigenes Rechenzentrum.

Abb. 20 zeigt die Zuordnung der einzelnen Anwendungsbereiche zu den Ebenen. Diese Anordnung folgt der früher (Abb. 4) definierten Einteilung. Hier und da können andere Zuordnungen vorkommen, zusätzliche Anwendungen in den einzelnen Bereichen sind möglich.

ADMINISTRATION

Doppische Buchhaltung mit EDV (DVDOPPIK)
Patientenaufnahme (OPATAUF)
Stationäre Abrechnung (OSTATAB)
Ambulante Abrechnung (OAMBAB)
Personal-Informationssystem (OPERSINF)
Leistungserfassung (OLEIERF)
Personalabrechnung (OPERSAB)
Personaleinsatz (OPERSEIN)
Info-Austausch via Terminal (OINFO)

ZENTRALE DIENSTE

Eigenes Rechenzentrum (RZ)
Bestandsführung (OBESTAND)
Apotheke (OAPO)
Blutbank (OBANK)
Kurmitteldisposition (OKURDISP)
Literaturdokumentation (OLITDOKU)
Befunddokumentation (OBEFDOKU)
Medizinische Dokumentation (OMEDDOKU)
Archiv (OARCHIV)
Labor (OLABOR)
Nuklearmedizin (ONUKLEAR)
Info-Austausch via Terminal (OINFO)

PATIENTEN-& MEDIZINISCHE VERSORGUNG

Küche (OKUECHE)
Bettenbelegungsplan (OBETT)
Info-Austausch via Terminal (OINFO)
Wachstation (OWACH)
Aufnahmestation (OAUF)

FACHABTEILUNG&POLIKLINIK

Planung von Vorsorgeuntersuchungen (OVORSORG)
Intensivpflege (OINPFLEG)
Auswertung v. Unters. über Therapieergeb. (OAUSWERT)
Physikalisch-therapeutische Planung (OPHTHPLA)
Arztbriefschreibung (OBRIEF)
Diagnoseunterstützung (ODIAG)

Abbildung 20: Zuordnung der Einsatzgebiete der EDV im Management (mit Kurzform der Variablen/Systembezeichnungen)

12.1 IST-ZUSTAND IM INTERNEN MANAGEMENT 1982

Von den 32 Einsatzgebieten wurden 28% (9) in die Administration, 37.5% (12) in die Ebene für Zentrale Dienste, 15.5% (5) zur Patienten- und Med. Versorgung und 19% (6) in die Ebene der Fachabteilung und Poliklinik eingeordnet. Hier ist zwar zu erkennen, dass der grösste Teil der möglichen Anwendungen in der Verwaltung und im Dienstleistungsbereich des Krankenhausbetriebes liegt, ob damit aber auch gleichzeitig die EDV-Aktivität ebenso einseitig verteilt ist, lässt sich erst mit Hilfe einer Strukturanalyse zeigen. Ein Krankenhaus ist dann in einer Ebene mit EDV-Unterstützung engagiert, wenn es mindestens in einem zugehörigen Einsatzgebiet mit EDV vertreten ist.

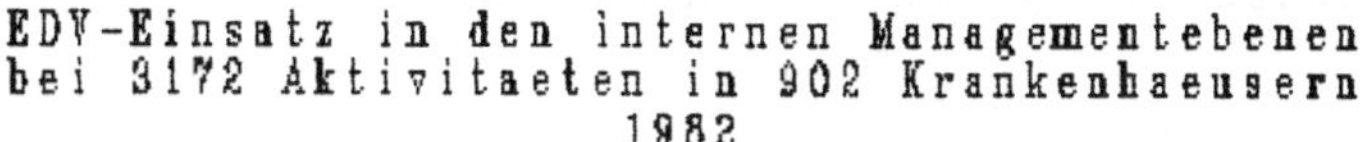

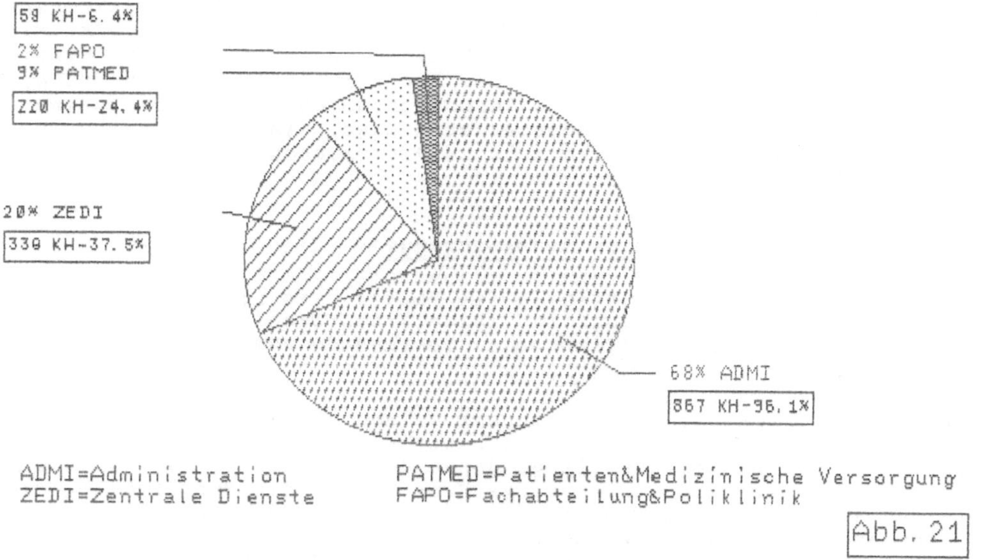

Abbildung 21: EDV-Einsatz in den internen Managementebenen bei 3172 Aktivitäten in 902 Krankenhäusern 1982

Betrachtet man die Häufigkeiten, mit denen die einzelnen Anwendungen auftraten, und bildet in den jeweiligen Ebenen die Summen, so kommt es tatsächlich zu der vermuteten Verteilung, die in Abb. 21 bei insgesamt 3172 EDV-Aktivitäten auf den internen Managementebenen beschrieben wird.

Mit reichlich 69% der Aktivitäten (2170 Antworten) liegt der Schwerpunkt deutlich im administrativen Bereich der Krankenhäuser, die dort mit fast 100% - wenn sie schon EDV einsetzen - engagiert sind. Obwohl 12 Gebiete in den Zentralen Diensten computergestützt betrieben werden können, sehen die 20% der Aktivitäten (646 Antworten) recht bescheiden aus. Da aber auch nur 37.5%, also 338 Häuser, diese EDV-Möglichkeiten nutzen, steckt die Zahl einen realistischen Rahmen ab, der um so deutlicher unterstrichen wird, wenn man sich klarmacht, dass Gebiete wie Blutbank, Apotheke, Kurmitteldisposition und Nuklearmedizin ja auch immer nur für spezielle Typen von Krankenhäusern in Frage kommen. Analog gilt das auch für die beiden unteren Managementebenen, die mit 9% der Aktivitäten (286 Antworten) in der Versorgung und mit nur 2% (70 Antworten) in der Abteilung computergestützt arbeiten. Dabei sind es im Versorgungsmanagement immerhin noch fast ein Viertel der Häuser, während es mit 58 Krankenhäusern in der untersten Ebene nur noch gut 6% sind.

Schränkt man die Einsatzgebiete ein und berücksichtigt nur jene, die mit über 1% der Aktivitäten auftraten (aus Abb. 20), werden die Positionen 21 bis 30 unterdrückt, jedoch verändert sich die Verteilung bzgl. der EDV-Anwendungen in den Ebenen kaum. Obwohl nur noch 22 Gebiete in die Berechnungen eingehen, sind es immer noch 3131 EDV-Aktivitäten.

Reduziert man die Einsatzgebiete nochmals auf nur noch diejenigen mit Häufigkeiten über 10%, kommt es zu Veränderungen. Nur noch die ersten 7 Positionen der Abb. 20, die DOPPIK und das Merkmal des eigenen Rechenzentrums, also 9 Positionen, ergeben zusammen immer noch 2734 Aktivitäten das sind 86% der Anwendungen überhaupt. Jetzt deckt die Administration mit 76.7% über drei Viertel des EDV-Einsatzes ab, während die Zentralen Dienste mit 16% und die Versorgungsebene mit 7.3% zusammen das letzte Viertel der EDV-Anwendungen ausmachen. In den Fachabteilungen ist der EDV-Einsatz nun nicht mehr zu verzeichnen.

12.2 ZUKUENFTIGER EDV-EINSATZ IM MANAGEMENT

Aufgrund der gleichen Zuordnungen in die Ebenen wie in Abb. 20 werden in der Zukunft die Krankenhäuser in ihren Einsatzgebieten mit 4685 Anwendungen engagiert sein, addiert man bestehende und geplante EDV-Aktivitäten.

Dabei verschiebt sich das Bild insgesamt (siehe Abb. 22) zugunsten des Managements im Bereich der Zentralen Dienste. Mit einem gesteigerten Einsatz von 7% der Aktivitäten liegt dann der Anteil bei 27% (1264 Aktivitäten). Offensichtlich ist das die Ursache für die Verringerung des Anteils der Administration von 69% um 8 auf 61% (2845 Aktivitäten), der damit aber noch immer dominierend bleiben wird. In den unteren beiden Managementebenen ist nur eine Steigerung um je 1% festzustellen, d.h. 448 bzw. 128 Aktivitäten.

Auffällig ist jedoch die deutliche Steigerung der Zahl der Häuser mit einem Engagement in den drei unteren Ebenen. Während in der Administration bei bereits 96% kaum mehr ein Zuwachs möglich ist, werden zukünftig mit 56.8% weit über die Hälfte der Häuser in der zweiten Ebene durch die EDV unterstützt, im Versorgungsbereich für die Patienten sind es dann über ein Drittel und in der unteren Ebene wird die 10%-Marke überschritten. In der doppischen Buchhaltung wird die EDV in der Zukunft von 860 Häusern verwendet, was absolut nur 15 mehr als im Jahre 1982 sind. Hier sind nur die Häuser berücksichtigt, die unter den 902 mit EDV-Einsatz Angaben zu den Nebenbuchhaltungen gemacht haben.

Diese Entwicklung könnte ein Signal dafür sein, dass die EDV sich von der administrativen Managementebene langsam, aber stetig ihren Weg in

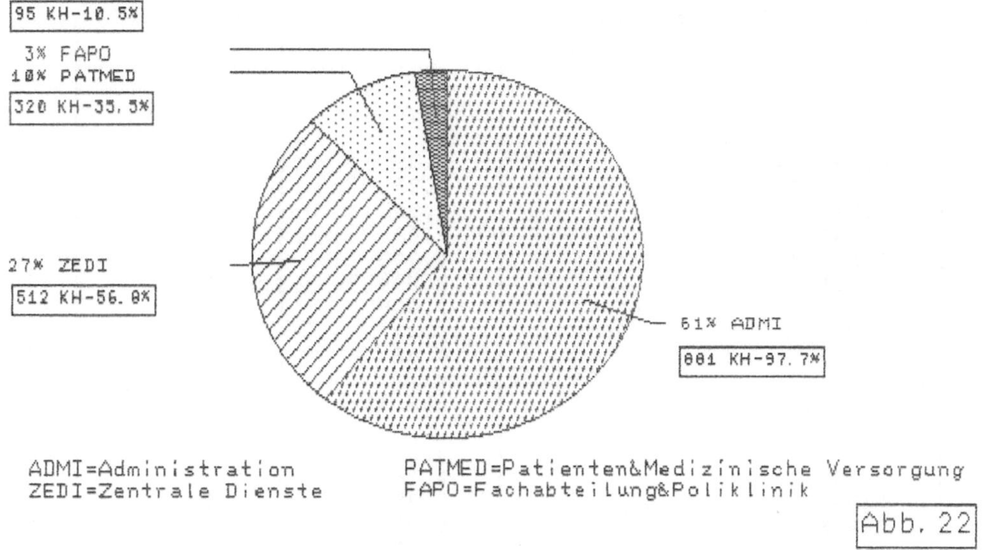

Abbildung 22: Zukünftiger EDV-Einsatz in den internen Managementebenen bei 4685 Aktivitäten in 902 Krankenhäusern

die unteren Ebenen bahnt. Der Bedarf, der vorhanden ist, und die zunehmenden Angebote an krankenhausspezifischer Software mögen Ursachen dieser Tendenz sein.

Mit welchen Gewichten die einzelnen berücksichtigten computergestützten Einsatzgebiete der jeweiligen Ebene in die Berechnungen eingingen, stellt Tabelle 8 dar (Bedeutung der Variablennamen s. Abb. 20). Dem Variablennamen wird das Gewicht im Jahre 1982 dem der zukünftigen Entwicklung gegenübergestellt. Dabei ist das Gewicht eines Einsatzgebietes sein relativer Anteil in der jeweiligen Ebene, berechnet durch Division:

$$\text{Gewicht} = \frac{\text{Angegebene Häufigkeit der Anwendung}}{\text{Gesamthäufigkeiten in der Ebene}}$$

TABELLE 8

Gewichtungen der Einsatzgebiete in den Ebenen (vgl. Abb. 20)

GEBIETE IM MANAGEMENT	1982	ZUKUNFTIG
ADMINISTRATION	2170 Akt.	2845 Akt.
DVDOPPIK	0.39	0.30
OPATAUF	0.21	0.22
OSTATAB	0.23	0.22
OAMBAB	0.08	0.13
OPERSINF	0.002	0.002
OLEIERF	0.004	0.004
OPERSAB	0.008	0.007
OPERSEIN	0.05	0.08
OINFO	0.02	0.03
ZENTRALE DIENSTE	646 Akt.	1264 Akt.
RZ	0.31	0.16
OBESTAND	0.18	0.25
OAPO	0.19	0.26
OBANK	0.02	0.03
OKURDISP	0.002	0.002
OLITDOKU	0.02	0.02
OBEFDOKU	0.07	0.07
OMEDDOKU	0.005	0.002
OARCHIV	0.002	0.0008
OLABOR	0.09	0.10
ONUKLEAR	0.05	0.03
OINFO	0.07	0.07
PAT.- & MED.VERSORGUNG	286 Akt.	448 Akt.
OKUECHE	0.003	0.002
OBETT	0.69	0.64
OINFO	0.15	0.19
OWACH	0.05	0.05
OAUF	0.10	0.10
FACHABTEILUNG/POLIKLINIK	70 Akt.	128 Akt.
OVORSORG	0.06	0.07
OINPFLEG	0.37	0.26
OAUSWERT	0.33	0.35
OPHTHPLA	0.01	0.02
OBRIEF	0.03	0.03
ODIAG	0.20	0.27

12.3 EDV-EINSATZ IM MANAGEMENT NACH BUNDESLAENDERN

Nur 864 von 902 Krankenhäuser (rund 96%) machten Angaben zu den Managementebenen, die für eine Analyse der Strukturen in den Bundesländern berücksichtigt wurden. Die Zuordnung der Einsatzgebiete entspricht Abb. 20.

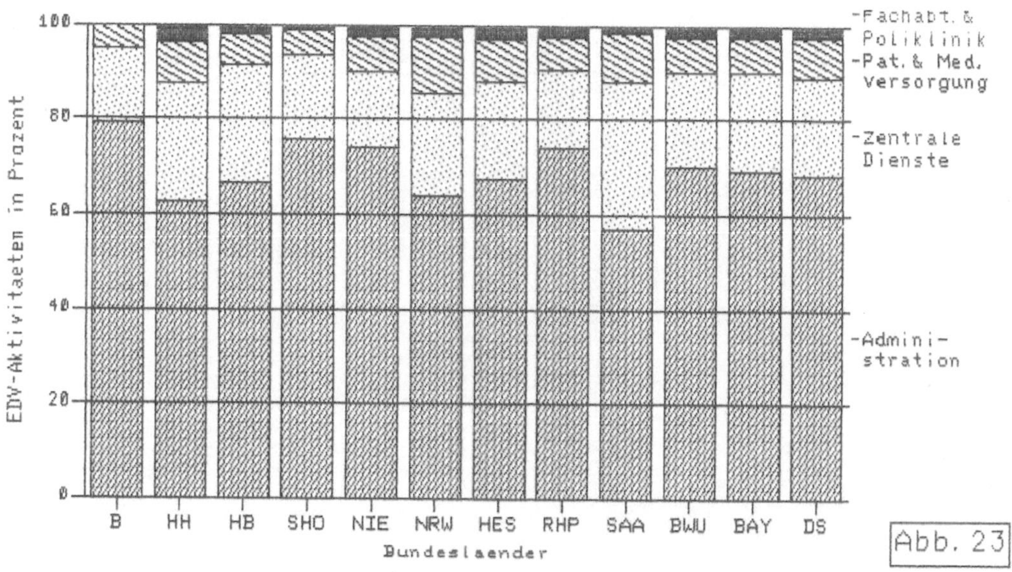

Abbildung 23: EDV-Einsatz im internen Management, gruppiert nach Aktivitäten der Bundesländer in jeder Ebene 1982

In Abb. 23 ist zusätzlich noch der Durchschnitt(DS) in der am weitesten rechts liegenden Säule wiedergegeben. Dass in Berlin in der Ebene der Fachabteilungen keine EDV-Aktivitäten zu vermerken sind, unterscheidet zwar Berlin von den anderen Ländern, lässt aber doch eher Zufälligkeit vermuten. Allerdings ist hier das Engagement mit 80% in der Administration höher als bei allen anderen Ländern. Hamburg, Bremen und das Saarland zeigen einen deutlich höheren Anteil von EDV-Involvierung in der Ebene der Zentralen Dienste. Dadurch liegt ihr Anteil an der Administration unter dem Durchschnitt. Mit über 10% des EDV-Engagements in der Ebene der Pat. und Med. Versorgung liegen Nordrhein-Westfalen und wiederum das Saarland an der Spitze, was vornehmlich auf die Bettenbelegungsplanung mit EDV zurückzuführen ist. In der Ebene der Fachabteilung und Poliklinik sind durchweg nur geringe EDV-Einsätze festzustellen, die hauptsächlich in den Bereichen der computergestützten Intensivpflege, Diagnoseunterstützung und der Untersuchungsauswertungen von Therapieergebnissen liegen. Diese speziellen und wenigen Anwendungen in überwiegend grösseren Häusern erklären die bisher noch schwache EDV-Involvierung, die zukünftig aber in diese Managementebene stärker mit EDV-Anwendungen vordringen wird.

12.4 EDV-EINSATZ DER TRAEGER IM MANAGEMENT

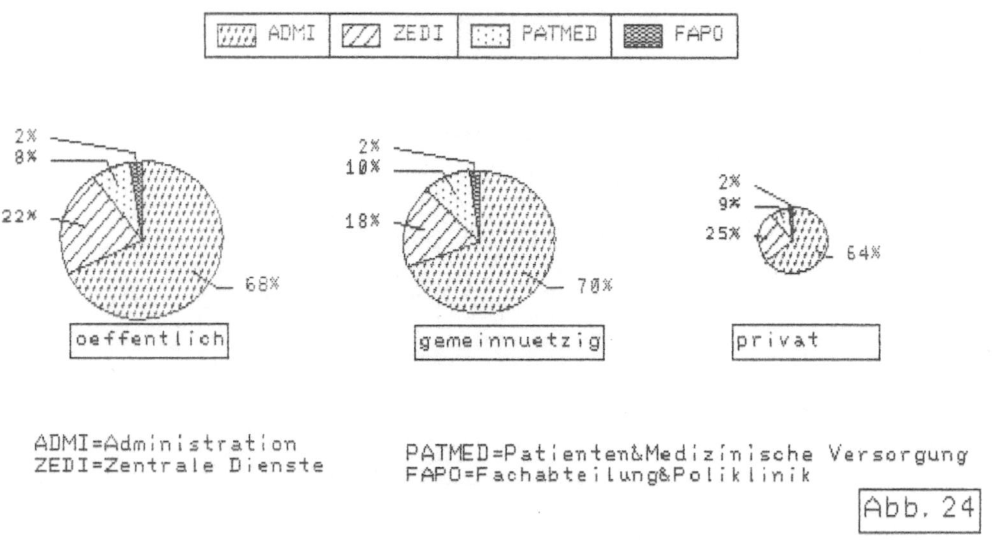

Abbildung 24: EDV-Einsatz in den internen Managementebenen von 902 nach drei Trägern gruppierten KH 1982

In der Analyse nach den Trägern ergibt sich in Abb. 24 ein Bild, das für den öffentlichen und den gemeinnützigen Träger annähernd der Gesamtverteilung der EDV-Anwendungen entspricht. Die einzelnen Kreisgrössen entsprechen der Häufigkeit der EDV-Aktivitäten in den Trägergruppen. Auch unter Berücksichtigung der grundsätzlich strukturellen Unterschiede der Krankenhäuser verschiedener Träger decken die öffentlichen und gemeinnützigen Häuser mehr als 90% der EDV-Anwendungen ab, was ihre Ursache in der grösseren Anzahl hat. Darüber hinaus aber sind die Häuser privater Träger mit nur 2-3 Verfahren engagiert, die beiden anderen Träger hingegen geben durchschnittlich 4 Anwendungen an.

Die anteiligen Werte bzgl. der beteiligten Krankenhäuser in den Managementebenen liegen mit geringen Abweichungen um die allgemeinen Werte der Abb. 21, auffällig ist die Betonung der Zentralen Dienste bei den privaten Häusern.

12.5 EDV IM MANAGEMENT NACH BETTENKLASSEN

Bei Betrachtung der Managementebenen kann man zum Teil erhebliche strukturelle Unterschiede im EDV-Einsatz wahrnehmen, die sich wiederum aus der Grössenklasse der Häuser erklären lassen.

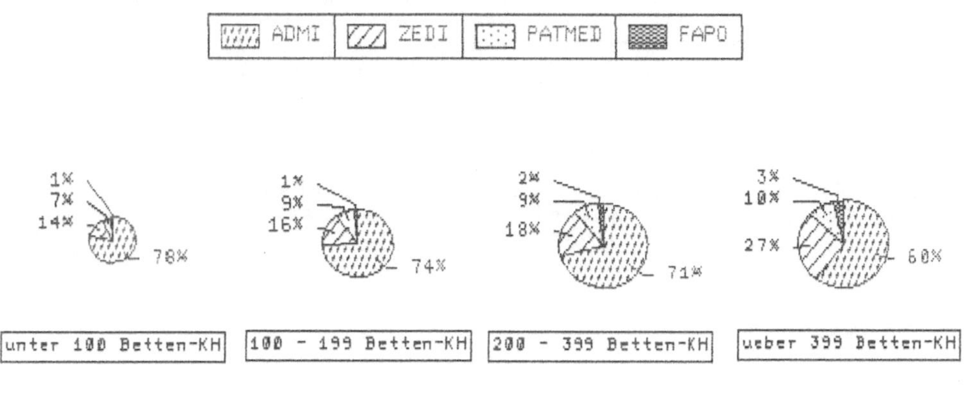

Abbildung 25: EDV-Einsatz im internen Management von 902 nach vier Bettengrössen gruppierter KH 1982

Krankenhäuser mit weniger als 100 Betten (Abb. 25) sind als einzige Gruppe mit weniger als 90% ihrer Häuser in der administrativen Ebene mit EDV aktiv. Haben sie dennoch einzelne Gebiete mit Computerunterstützung ausgestattet, so liegt der Anwendungsbereich auch hier mit 78% hauptsächlich in der Administration. Die Zentralen Dienste sind noch zu 14% computergestützt, was immerhin noch knapp 19% der Häuser sind. Die beiden unteren Ebenen sind nur noch von je weniger als 10% der Häuser mit EDV ausgerüstet. Mit steigender Bettenzahl nimmt der Anteil der computergestützten Administration annähernd kontinuierlich ab zugunsten der Zentralen Dienste, die schliesslich in den Häusern über 399 Betten einen Anteil von mehr als einem Viertel der 1132 EDV-Aktivitäten einnehmen. Die Ebene der Versorgung und die Fachabteilungsebene sind bzgl. der EDV-Aktivitäten verteilt wie in der allgemeinen Struktur von Abb. 21. Auffällig ist, dass private Häuser (Abb. 24), obgleich in der Gesamtbettenzahl wie auch im Schnitt niedrig (43% unter 100 Betten, 71% unter 200 und 94% unter 400), in ihrer Verteilung auf die Managementebenen eher den grösseren Häusern der Abb. 25 ähneln.

Die Anteile der engagierten Häuser ist von der niedrigsten Bettenklasse mit knapp 10% in jeder grösseren Klasse um durchschnittlich 10% höher, sodass es bei den Grosskrankenhäusern über 399 Betten bereits mehr als die Hälfte der Häuser (53.6%) sind, die in den Gebieten der Zentralen Dienste mit EDV engagiert sind. Auch in der Versorgungsebene vollzieht sich eine ähnliche Aufwärtsentwicklung von knapp 10% in der Grösse unter 100 Betten, über 21% bei denen mit 100-199 Betten, 27.5% der mit 200-399 zur grössten Klasse, in der über 32% der Krankenhäuser zumindest ein EDV-Verfahren in einem der Gebiete dieser Ebene einsetzen. Weniger steil ist der Trend in der unteren Managementebene. Die beiden kleinen Bettenklassen sind mit 1.4% bzw. 2.7% der Häuser nur gering mit der EDV befasst, die beiden grösseren Klassen liegen mit 7.3% unter und mit 11.7% nur knapp über der 10%-Marke.

Untersucht man in den Bettenklassen die durchschnittlich verwendete Anzahl von EDV-Verfahren in den Gebieten, dann werden in der unteren Klasse etwa 2 Verfahren eingesetzt, in der nächsten 3, dann 4 und in der grössten Bettenklasse sind 4-5 Verfahren im Einsatz.

EDV-Einsatz in den internen Managementebenen
von 902 in 3 Typen gruppierter Krankenhaeuser
1982

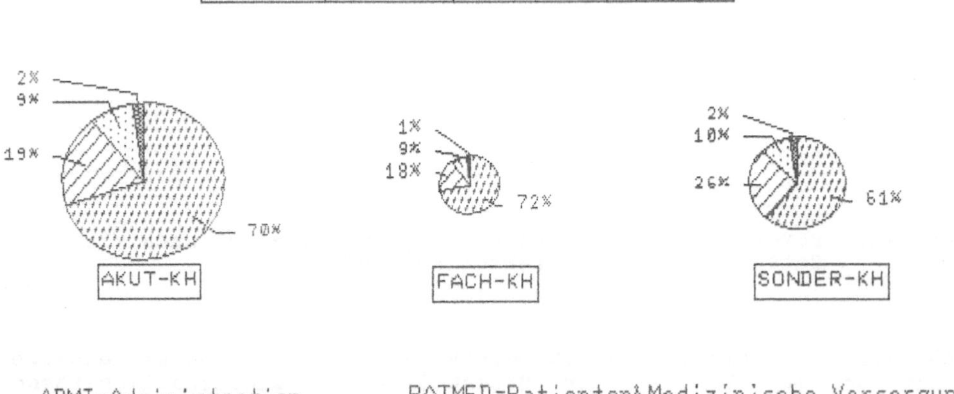

ADMI=Administration
ZEDI=Zentrale Dienste
PATMED=Patienten&Medizinische Versorgung
FAPO=Fachabteilung&Poliklinik

Abb. 26

Abbildung 26: EDV-Einsatz im internen Management von 902 nach drei Typenklassen gruppierten KH 1982

Insgesamt gesehen lässt sich dieses Bild durchaus als erwartungstreu bezeichnen, auch wenn die Verhältnisse in der unteren Managementebene nicht zwingend nur so sein müssen. Möglicherweise ist die Situation, wie sie sich heute darstellt, begründet entweder im Mangel geeigneter EDV-Verfahren oder aber in der finanziellen Last, die entsprechende Investitionen mit sich bringen würden sowie in der Schwierigkeit, finanzielle Effizienz der Verfahren nachzuweisen bzw. betriebswirtschaftlich umzusetzen. Diese Probleme der Umsetzbarkeit sind eng verhaftet mit der finanziellen Struktur und den vorgeschriebenen Verfahren der Krankenhausführung und der Pflegesatzgestaltung.

12.6 EDV IM MANAGEMENT NACH TYPEN

Deutlich ins Auge fallen in Abb. 26 die unterschiedlich grossen Kreise, die hier wiederum die Relationen der Häufigkeiten von EDV-Anwendungen in jeder Gruppe eines Typs angeben. Mit 2156 EDV-Aktivitäten insgesamt werden fast alle Akut-Krankenhäuser in wenigstens einer Managementebene durch Elektronische Datenverarbeitung unterstützt. Die Fach- und Sonder-Krankenhäuser werden zwar auch zu je 95% mit EDV im internen Management betrieben, ihr Anteil an Anwendungen fällt aber geringer aus. Bei den Häusern der Akutversorgung sind es durchschnittlich 4 eingesetzte EDV-Verfahren, bei den fachgebundenen 2-3 und bei denen der Sonderversorgung 3.

Akut- und Fach-Krankenhäuser verhalten sich in der Struktur der Managementebenen hinsichtlich des EDV-Engagements nahezu gleich. Die Gruppe der Sonder-Krankenhäuser zeigt ein deutlich höheres Engagement mit 26%, was insbesondere darin seine Ursache hat, dass diese Häuser relativ häufig in den Gebieten der Bestandsführung, der Apotheke, der Befunddokumentation (mit 23% mehr als die Akut-Krankenhäuser) und im Labor mit EDV arbeiten und zusätzlich die Positionen Rechenzentrum zu 35% und Informationsaustausch via Terminal zu 9% recht häufig besetzt sind. In dieser Verteilung ähneln sie also den grossen (Abb. 25) und den privaten (Abb. 24) Häusern.

12.7 STRUKTURELLER EDV-EINSATZ IM MANAGEMENT

Eine Aggregierung über die vier Ebenen des internen Managements verteilte die 902 Krankenhäuser mit EDV-Engagement auf 10 unterschiedlich kombinierte Gruppen. 33 Häuser haben zu den hier zugrundeliegenden 30 Gebieten keine Antworten gegeben. Die übrigen 869 Häuser wurden nochmals von 9 auf 6 sich ausschliessende (disjunkte) Gruppen in Abb. 27 reduziert.

Die nachfolgende Interpretation der Ergebnisse nimmt bezug auf die Struktur der Krankenhäuser der Abb. 5 im Abschnitt 2.10.7.

Nahezu 50% der Krankenhäuser sind nur im administrativen Management tätig, was nicht zuletzt bedeutet, kein eigenes Rechenzentrum zur Verfügung zu haben. Diese Gruppe wird am häufigsten von den kleineren Häusern aller Träger und Typen besetzt.

Wie Abb. 28 zeigt, fallen 19% in Gruppe 2. Hier finden sich schwerpunktmässig die Sonder-Krankenhäuser, aber auch grössere Akut-Krankenhäuser belegen die Gruppe 2. Gruppe 3 mit 13% und Gruppe 4 mit nur 4% wird überwiegend von Akut- und Sonder-Krankenhäusern der höheren Bettenklassen belegt, deren Träger öffentlich oder frei gemeinnützig sind. Gruppe 5 mit dem Engagement in der Administration und der Pat. und Med.

1. Administration	455 KH
2. Administration & Zentrale Dienste	170 KH
3. Administration & Zentrale Dienste & Pat. und Med. Versorgung	117 KH
4. Alle 4 Managementebenen	32 KH
5. Administration & Pat. und Med. Versorgung	67 KH
6. Administration und/oder Zentrale Dienste (und/oder die übrigen beiden Ebenen)	28 KH

Abbildung 27: Struktureller EDV-Einsatz in sechs Managementgruppen

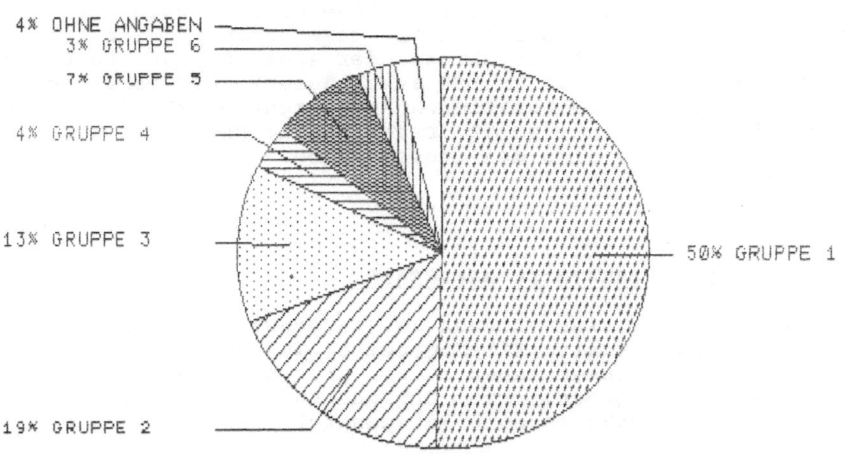

Abbildung 28: Struktureller EDV-Einsatz im internen Management 1982

Versorgung ist mit geringen auftretenden Häufigkeiten in fast allen Krankenhausgruppen zu finden, wobei dann die der Akutversorgung noch den grössten Anteil ausmachen. Gruppe 6 ist nur vereinzelt anzutreffen und ist die Ausnahme.

Bezieht man die geplanten EDV-Einführungen in den verschiedenen Einsatzfeldern mit in die Berechnung zur Datenaggregation ein, wird in der Zukunft ein völlig neues Bild entstehen.

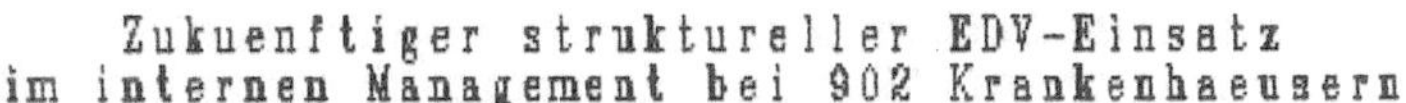

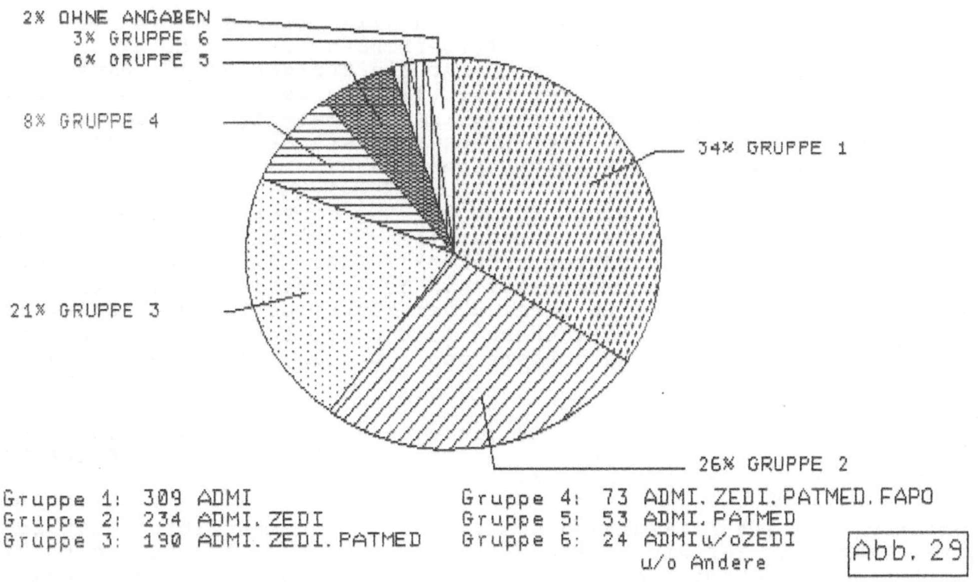

Abbildung 29: Zukünftiger struktureller EDV-Einsatz im internen Management

Abb. 29 beruht auf der gleichen Gruppeneinteilung wie Abb. 28, wobei von 902 Häusern 19 keine weitere Antwort geben, d.h., dass 14 Krankenhäuser erstmalig in den berücksichtigten Gebieten selber mit EDV engagiert sein werden.

Zukünftig werden es noch 34% (309) Krankenhäuser sein, die nur in der Administration aktiv sind, während Gruppe 2 ihren Anteil um 7% auf 26% (234) und Gruppe 3 um 8% auf 21% (196) der Häuser vergrössern werden, was eine Zunahme von EDV-Verfahren im Management der Zentralen Dienste und in der Versorgung bedeutet. Zur Gruppe 4 gehören die Krankenhäuser, die in allen vier Ebenen die EDV in wenigstens je einem Gebiet einsetzen. Ihr Anteil wird sich um das Doppelte auf 8% erhöhen, was immerhin für 73 Krankenhausbetriebe zutrifft. Mit 53 Häusern (6%) und 24 (3%) werden sich die Gruppen 5 und 6 nur wenig verändern.

12.8 EDV IM MANAGEMENT VON GROSSKRANKENHAEUSERN

Einer speziellen Analyse wurden 48 Grosskrankenhäuser unterzogen, die folgenden Bedingungen genügen mussten:

- EDV wird eingesetzt
- Haus mit mehr als 800 Betten
- Haus mit mindestens 10 Fachabteilungen.

Grosskrankenhäuser dieser Kategorie fallen alle unter den Typ der Akutversorgung. Der Hauptanteil der Trägerschaft liegt mit 95.8% (46 Häuser) bei der öffentlichen Hand. Für die übrigen beiden Häuser ist der frei gemeinnützige Träger verantwortlich. Demnach stammen die 48 Grosskrankenhäuser nur aus zwei Kategorien der Tabelle 5, und zwar 36% von 129 öffentlichen grossen Akut-Krankenhäusern und gerade 3% von 60 gemeinnützigen grossen Akut-Krankenhäusern.

In 48 Grosskrankenhäusern sind insgesamt 262 EDV-Aktivitäten in den Einsatzgebieten im Jahre 1982 festzustellen, was im Schnitt 5-6 EDV-Verfahren entspricht. Alle Häuser arbeiten in der Administration computergestützt, so dass hier insgesamt 49% der Aktivitäten liegen. 35 Häuser, also noch 73%, sind im Bereich der Zentralen Dienste aktiv, die 36% des Gesamt-Engagements ausmachen. 15 Häuser, fast ein Drittel, engagieren sich in der Versorgungsebene und 10 (ca. 21%) Häuser in den Fachabteilungen.

Diese Verteilungen sind in Abb. 30 wiedergegeben, wobei die eingerahmten Werte sich auf das Vorkommen von Anwendungen in dieser Managementebene überhaupt in den Häusern beziehen.

Während Abb. 30 den Ist-Zustand des Jahres 1982 beschreibt, lässt Abb. 31 einen Ausblick auf die zukünftig zu erwartende Struktur der EDV-gestützten Managementebenen zu. Den Angaben zufolge wird das Engagement in den Ebenen der Administration und der Zentralen Dienste nach Aktivitäten nahezu gleich sein, während die relativen Werte der unteren beiden Ebenen unverändert bleiben. Beim angeglichenen Engagement der oberen Ebenen werden dann nicht nur 100% in der ersten Ebene, sondern mit 92% auch fast alle Häuser in der zweiten Ebene mit EDV unterstützt. Selbst die 9% der Aktivitäten der Versorgungsebene lassen über 50% der Häuser dort computergestützt arbeiten und in den Fachabteilungen sind es mit 15 Häusern 31%.

Entsprechend der allgemeinen Struktur lässt sich auch der Einsatz nach aggregierten Daten darstellen. 5 Gruppen sollten hier ausreichen, um eine sinnvolle Struktur zu erhalten, die Abb. 32 wiedergibt.

Die Struktur des Jahres 1982, die Abb. 33 zeigt, unterscheidet sich erwartungsgemäss von einer zukünftigen, wie sie in Abb. 34 wiedergegeben ist. Insgesamt gesehen findet eine Verschiebung in Richtung eines umfangreicheren EDV-Einsatzes in mehreren Managementebenen statt. Sind es heute noch 27%, die nur in der Administration computergestützte Verfahren einsetzen, so verringert sich dieser Anteil um 19 auf 8%, was absolut nur noch 4 Krankenhäuser von 48 sind. Gruppe 2 mit Aktivitäten in den beiden oberen Ebenen nimmt heute wie auch zukünftig einen Anteil von einem Drittel aller Grosskrankenhäuser ein.

Gegenüber der Verringerung in Gruppe 1 nehmen Gruppe 3 und 4 erheblich zu. In drei Ebenen werden zukünftig 27% der Grosskrankenhäuser EDV einsetzen, heute noch 19%, und in Gruppe 4 werden es 14% mehr sein, d.h. heute sind es noch 6 und nach Realisierung der Planungsabsichten werden

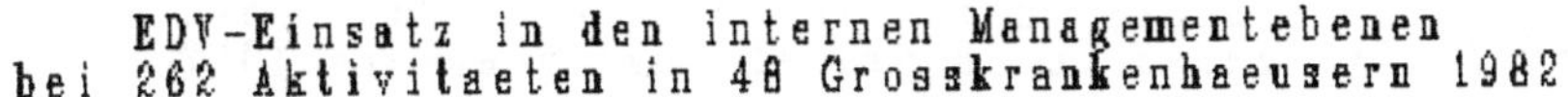

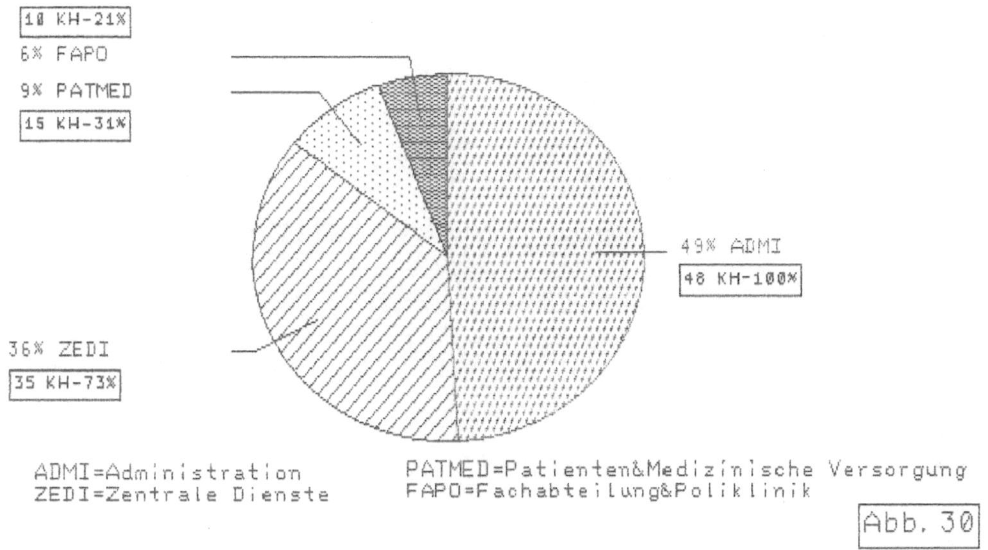

Abbildung 30: EDV-Einsatz im internen Management bei 262 Aktivitäten in 48 Grosskrankenhäusern 1982

es 13 Grosskrankenhäuser sein, die in allen Ebenen im Management mit EDV operieren. Gruppe 5, die übrige kombinierte Ebenen mit EDV-Unterstützung repräsentiert, ist heute noch mit 4 und wird später nur noch von 2 Krankenhäusern belegt sein.

Die gewählten, nach Ebenen strukturierten Gruppen zeigen, dass die Einführung der EDV systematisch durch die Ebenen erfolgt, beginnend in der Administration. Anschliessend wird der EDV-Einsatz auf die Zentralen Dienste erweitert und dann auf die beiden unteren Managementebenen ausgedehnt. Parallele Entwicklungen in mehreren Ebenen gleichzeitig sind natürlich nicht ausgeschlossen. Für ein solches Vorgehen spricht erstens, dass Gruppe 5 kaum besetzt ist und zweitens, dass die erfolgreiche EDV-Einführung in der Administration Grundlage und Voraussetzung für weitere, tiefergehende EDV-Involvierungen zu sein scheint. Wenn auch eine solche Konzeption zur Einführung der EDV keiner zwingenden Konsequenz folgt, so liegt es doch nahe, dass es sich um ein sinnvolles und praktikables Vorgehen handelt, insbesondere dann, wenn die EDV-Verfahren in eine Rechenzentrumslösung eingebettet werden sollen.

Zukuenftiger EDV-Einsatz in den internen Managementebenen
bei 437 Aktivitaeten in 48 Grosskrankenhaeusern 1982

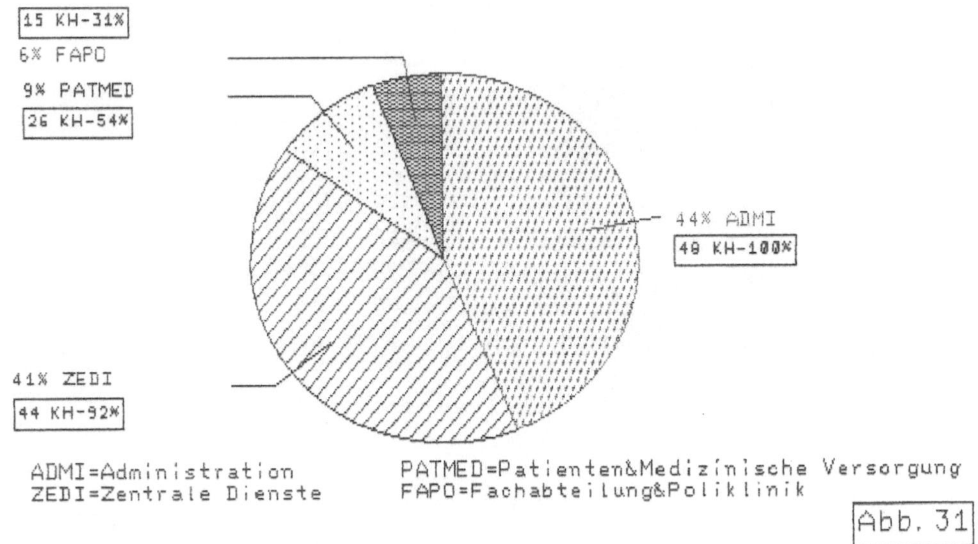

Abbildung 31: Zukünftiger EDV-Einsatz im internen Management bei 437 Aktivitäten in 48 Grosskrankenhäusern

1. **Administration**
2. **Administration & Zentrale Dienste**
3. **Administration & Zentrale Dienste & Pat.- und Med. Versorgung**
4. **Alle 4 Managementebenen**
5. **Administration und/oder Zentrale Dienste (oder eine der beiden übrigen)**

Abbildung 32: Struktureller EDV-Einsatz in Grosskrankenhäusern

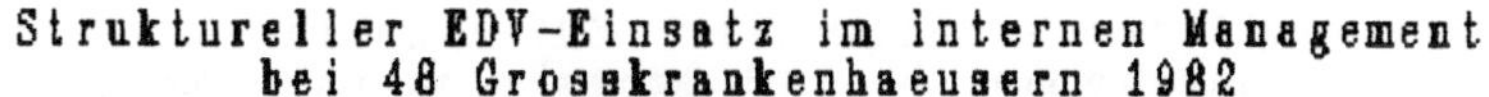

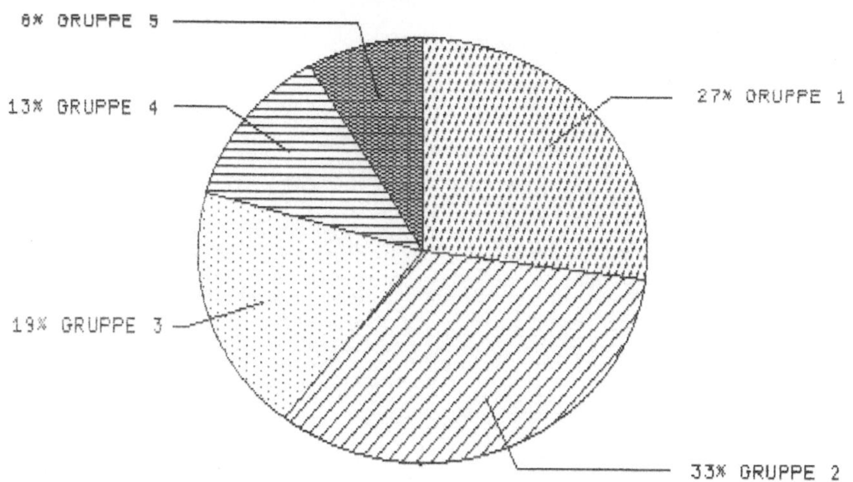

Gruppe 1: 13 KHADMI
Gruppe 2: 16 KHADMI, ZEDI
Gruppe 3: 9 KHADMI, ZEDI, PATMED
Gruppe 4: 6 KHADMI, ZEDI, PATMED, FAPO
Gruppe 5: 4 KHADMIu/oZEDI
o Andere

Abb. 33

Abbildung 33: Struktureller EDV-Einsatz im Management in 48 Grosskrankenhäusern

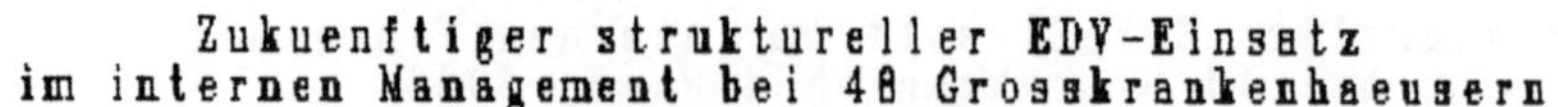

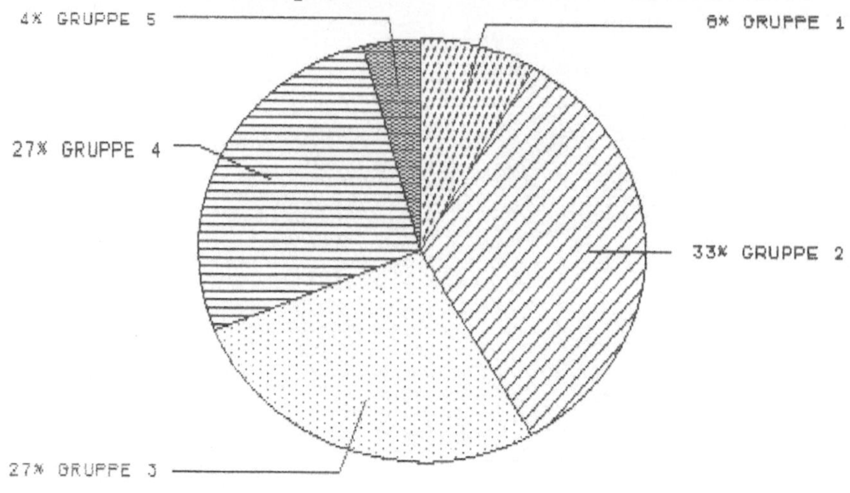

Gruppe 1: 4 KHADMI
Gruppe 2: 16 KHADMI.ZEDI
Gruppe 3: 13 KHADMI.ZEDI.PATMED
Gruppe 4: 13 KHADMI.ZEDI.PATMED.FAPO
Gruppe 5: 2 KHADMIu/oZEDIoANDERE

Abb. 34

Abbildung 34: Zukünftiger struktureller EDV-Einsatz im Management bei 48 Grosskrankenhäusern

Kapitel 13

STRUKTUR DER EDV IN DEN EINSATZBEREICHEN

Der vorige Abschnitt behandelte den EDV-Einsatz im Krankenhausmanagement, was bedeutete, dass EDV-Unterstützung unter den Aspekten der Entscheidungsunterstützung und -findung gesehen wurde.

Im folgenden wird die EDV-Involvierung in Bereichen untersucht, die im Krankenhaus Schwerpunkte bilden, von EDV unterstützt werden können und örtlich voneinander getrennt angelegt sind.

Dazu wurden 35 Einsatzgebiete für die EDV in 11 sich ausschliessende Einsatzbereiche strukturiert, die mit ihrem Variablennamen und den sie erzeugenden Gebieten in den Abb. 35 und 36 aufgeführt sind. Aktuelle und zukünftig zu erwartende Häufigkeiten der Krankenhäuser sind angegeben. Die Bereiche sind durch ODER-Verknüpfungen der Gebiete erzeugt worden, d.h. ein Krankenhaus gilt dann als in einem Bereich mit EDV aktiv, wenn es in mindestens einem Gebiet des Bereiches computergestützt arbeitet. Somit liegt eine Datenreduktion auf 11 Bereiche vor, was man sich bei Verwendung und Interpretation von Ergebnissen dieses Abschnittes bewusst machen sollte. Relative Angaben für das Jahr 1982 beziehen sich auf 868 Häuser (34 ohne Antwort) und auf 878 Häuser (22 ohne Antwort) bei zukünftiger Entwicklung. Den Absolutangaben der Gebiete in den Abb. 35 und 36 ist zu entnehmen, mit welchen Gewichten sie in die Bereiche eingehen. Insbesondere ist dabei für den Bereich der Finanzbuchhaltung eine erhebliche Reduktion zu verzeichnen.

13.1 STAND 1982 DER EDV IN DEN BEREICHEN UND PROJEKTION IN DIE ZUKUNFT

In Abb. 35 ist die Verteilung der Einsatzbereiche bei 868 Krankenhäusern zu sehen. Die relativen Angaben beziehen sich dabei auf die summierten Aktivitäten der einzelnen Bereiche, deren Häufigkeiten jede für sich die Anzahl der Krankenhäuser angeben, die im entsprechenden Bereich mit EDV-Unterstützung arbeiten.

Bei der Analyse nach den 11 Einsatzbereichen stellten sich drei besonders stark repräsentierte Bereiche heraus. Mit 19% in der Patientenverwaltung, 20% in der Patientenabrechnung und 34% in der Finanzbuchhaltung liegt das Engagement der Häuser überhaupt bei schon 73%, also bei fast drei Viertel.

Dadurch wird auch wieder das grosse Gewicht der administrativen Anwendungen betont. Der Wirtschaftsbereich mit 7% und der Organisationsbereich mit 10% heben sich aber immer noch von den übrigen 6 Bereichen ab, die jeweils Anteile von 1 oder 2% haben bzw. insgesamt nur 10% des Engagements ausmachen.

Betrachtet man demgegenüber die zukünftige Entwicklung bei 878 Häusern (10 sind also erstmalig dabei) in Abb. 38, so verändert sich die grundsätzliche Struktur weniger als vielleicht erwartet, was schon optisch sichtbar wird. Mit 26% der Finanzbuchhaltung liegt dieser Anteil zwar jetzt um 8% niedriger, insgesamt sind die drei administrativen Be-

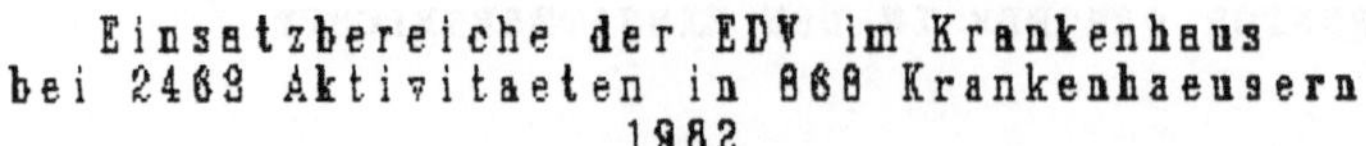

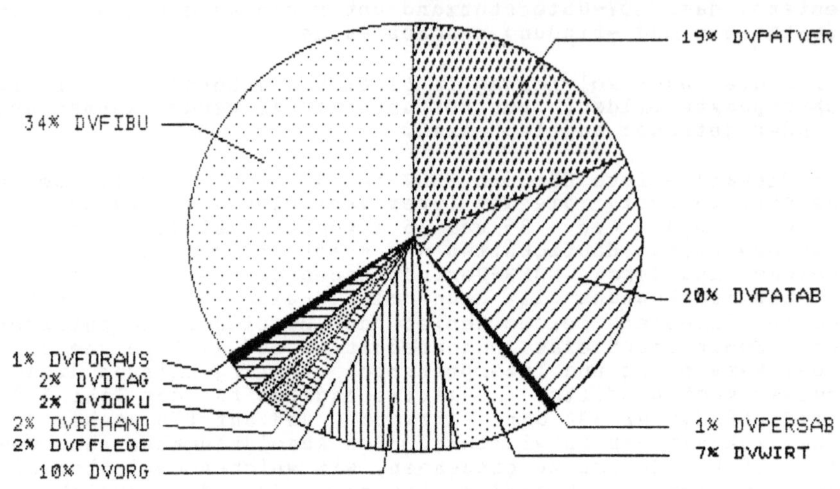

Abbildung 35: Einsatzbereiche mit EDV im Krankenhaus, 2463 Aktivitäten in 868 KH 1982

reiche mit 64% aber immer noch mit nahezu zwei Dritteln dominierend. Allerdings wird im Wirtschaftsbereich zukünftig mit mehr EDV-Unterstützung zu rechnen sein und in Organisation, Diagnosebereich und Dokumentation plant man EDV-Einführungen, die zu leichten Erhöhungen der Anteile führen werden. Dennoch sind es insgesamt nur 383 Krankenhäuser, die in den 11 Einsatzbereichen 877 Planungen zur EDV-Einführung beabsichtigen, d.h. es sind gerade 43%, die zusätzlich durchschnittlich 2 Verfahren neu einplanen, während 57%, 485 Häuser, zunächst keine Erweiterungen hinsichtlich mehr EDV vorsehen wollen.

BEREICHE MIT EDV	1982	ZUKUNFT
1.PATIENTENVERWALTUNG (DVPATVER)	466	630
Patientenaufnahme	466	630
Leistungserfassung	8	11
2.PATIENTENABRECHNUNG (DVPATAB)	503	647
Stationäre Abrechnung	498	636
Ambulante Abrechnung	177	379
3.PERSONALABRECHNUNG (DVPERSAB)	17	20
4.FINANZBUCHHALTUNG (DVFIBU)	845	860
Debitorenbuchhaltung	799	838
Kreditorenbuchhaltung	773	826
Anlagenbuchhaltung	614	730
Lagerbuchhaltung	211	446
Baubuchhaltung	91	127
5.WIRTSCHAFTSBEREICH (DVWIRT)	173	410
Bestandsführung	115	319
Apotheke	123	323
Blutbank	15	41
Kurmitteldisposition	1	2
Küche	1	2
6.ORGANISATIONSBEREICH (DVORG)	241	365
Personaleinsatz	112	214
Bettenbelegungsplanung	198	288
Planung v. Vorsorgeunters.	4	9
Inform.austausch via Terminal	43	87
Personalinform.-System	3	6

Abbildung 36: Bereiche mit EDV nach Häufigkeiten der Krankenhäuser

BEREICHE MIT EDV (Fortsetzung Abb. 36)	1982	ZUKUNFT
7. PFLEGEBEREICH (DVPFLEGE)	48	67
Intensivpflege	26	33
Wachstation	15	24
Aufnahmestation	29	47
8. Behandlungsbereich (DVBEHAND)	40	70
Nuklearmedizin	30	42
Ausw.v.Unters.u.Therapieerg.	23	45
Physik.-therap. Planung	1	2
9. DOKUMENTATIONSBEREICH (DVDOKU)	51	100
Literaturdokumentation	11	23
Befunddokumentation	46	91
Med. Dokumentation	3	3
Archiv	1	1
Arztbriefschreibung	2	4
10. DIAGNOSEBEREICH (DVDIAG)	61	137
Diagnoseunterstützung	14	35
Labor	57	131
11. FORSCHUNG&AUSBILDUNG (DVFORAUS)	18	22
Forschung	13	15
Ausbildung	7	11

Abbildung 37: Bereich mit EDV nach Häufigkeiten der Krankenhäuser, Fortsetzung Abb. 36

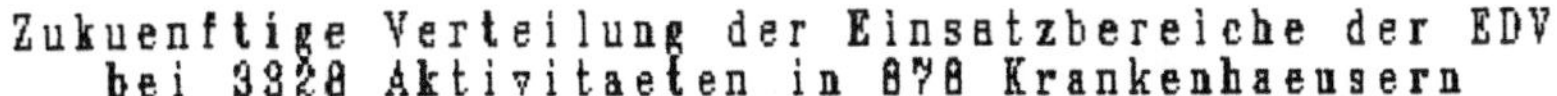

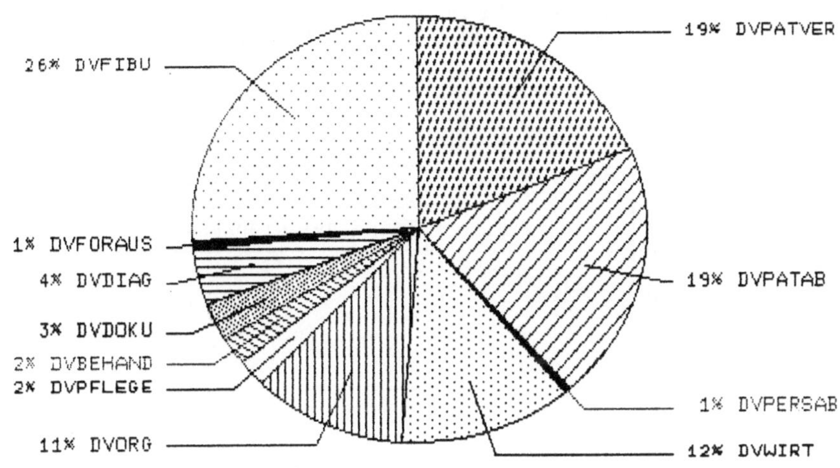

Prozentangaben bezogen auf 3328 Aktivitaeten

Abb. 38

Abbildung 38: Zukünftige Verteilung der Einsatzbereiche mit EDV bei 3328 Aktivitäten in 878 KH

13.2 GEGENUEBERSTELLUNG VON EDV- ZU KRANKENHAUS-AKTIVITAET

Besonders eindrucksvoll ist eine Gegenüberstellung der Anteile der Bereiche an Aktivitäten resp. Anwendungen zu der Anzahl bzw. den Anteilen der in den einzelnen Bereichen mit EDV arbeitenden Krankenhäuser.

13.2.1 Der Vergleich 1982

Fast alle 868 Krankenhäuser sind in der Finanzbuchhaltung mit EDV ausgerüstet, so dass dieser Bereich auch hier der Schwerpunkt ist.

In Abb. 39 ist zu sehen, dass die Patientenverwaltung und -abrechnung in 53.7% bzw. 57.9% der Häuser mit EDV unterstützt werden, was mehr als 451 (50% von 902) Krankenhäuser jeweils betrifft. Die Anteile der Krankenhäuser an den übrigen Einsatzbereichen liegen jeweils bis auf den Wirtschafts- und Organisationsbereich mit knapp 20 und 28% weit unter der 10%-Marke.

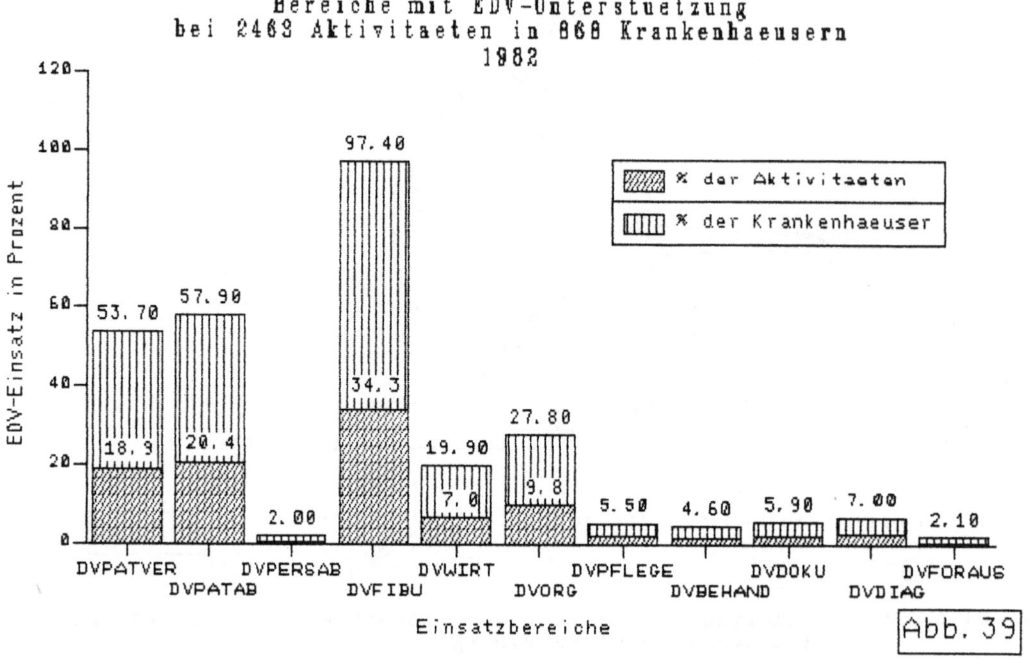

Abbildung 39: Bereiche mit EDV-Unterstützung nach Aktivitäten und Krankenhäusern 1982

13.2.2 Der Vergleich in der Zukunft

Ein zum Teil erheblich gesteigertes EDV-Engagement der Krankenhäuser ist in der Zukunft zu erwarten, was auf nahezu alle Einsatzbereiche der Häuser zutrifft.

Interessant ist in Abb. 40 besonders der Bereich der Finanzbuchhaltung, die zwar in der Zukunft in 97.7% der 878 Häuser computergestützt betrieben wird, deren Gesamtgewicht aber auf einen Anteil von 26% der 3328 EDV-Aktivitäten sinkt. Die Anteile der allgemeinen Analyse der EDV-Bereiche bleiben auch zukünftig - trotz absoluter Zunahme - in der Patientenverwaltung und -abrechnung erhalten. Es sind schliesslich über 70% der Häuser in den beiden Bereichen mit EDV engagiert, also weit über 600 Betriebe. Erhebliche EDV-Aktivität der Häuser ist auch im Wirtschafts- und Organisationsbereich festzustellen, wo morgen mit 46.7% bzw. 41.6% über 350 Krankenhäuser mit EDV-Verfahren tätig sein werden.

Auch in den übrigen Bereichen steigt das Interesse der Krankenhäuser beachtenswert, insbesondere im Diagnosebereich um fast 9% auf 15.6%

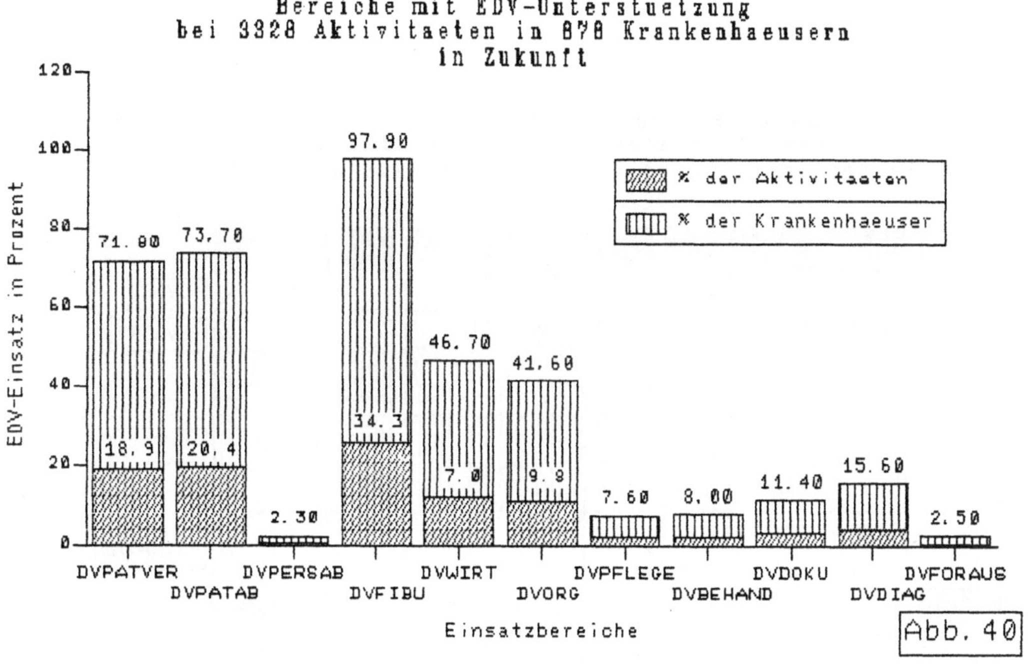

Abbildung 40: Bereiche mit EDV-Unterstützung nach Aktivitäten und Krankenhäusern in der Zukunft

(fast ein Sechstel aller Häuser) und im Dokumentationsbereich um knapp 5.5% auf 11.4%, so dass hier später 100 Häuser mit EDV unterstützend den täglichen Routinebetrieb bewältigen werden. Unklar muss dabei im Augenblick bleiben, welche Art der diagnostischen Unterstützung intendiert ist, die auch EKG-Auswertungen u.ä. beinhalten kann ebenso wie Herzkatheterplätze etc..

Bei Betrachtung der Grössenklassen im Hinblick auf die Einsatzbereiche verhalten sich die Häufigkeiten generell so, wie in früheren Abschnitten festgestellt. Die 247 Krankenhäuser über 399 Betten sind in den Bereichen anteilig stärker engagiert als die der beiden mittleren Bettenklassen. Die kleinste Bettenklasse unter 100 verzeichnet die niedrigsten Anteile. Einzige Ausnahme ist die Personalabrechnung, die nur in den Klassen 100-199, 200-299, 300-399 und 400-599 vertreten ist und zukünftig noch in der kleinsten und grössten Bettenklasse eingeplant ist. Dabei kann bei grösseren Betrieben die Personalabrechnung auch extern (bei der Stadt, in Landesverwaltungsämtern etc.) erfolgen. Dieser Bereich ist auch recht schwach besetzt, was auch darüber hinaus darin seine Ursache haben kann, dass Personalabrechnungs-Verfahren im Dialogbetrieb erst im bescheideneren Umfang zur Verfügung stehen.

13.3 BEREICHE MIT EDV IN DEN BUNDESLAENDERN 1982

Wie verteilen sich die Einsatzbereiche, die mit EDV unterstützt werden, innerhalb der einzelnen Bundesländer 1982?

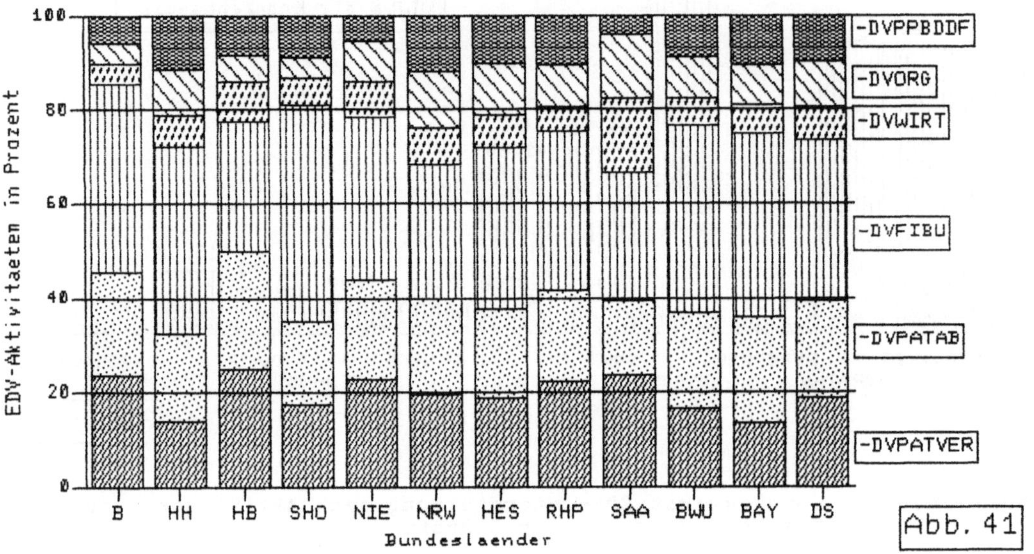

Abbildung 41: Einsatzbereiche mit EDV nach Aktivitäten der Bundesländer in % der Einsätze bei 864 Krankenhäusern 1982

Abb. 41 versucht, diese Frage für 864 Krankenhäuser mit 2450 angegebenen EDV-Aktivitäten in den Bereichen zu beantworten, soweit die im Fragebogen gemachten Angaben zu berücksichtigen waren.

Die nur schwach belegten Bereiche (siehe auch Abb. 36 und 37):

- Personalabrechnung
- Pflegebereich
- Behandlungsbereich
- Dokumentation

- Diagnosebereich

- Forschung und Ausbildung

wurden hier zu einem Bereich 'Sonstige und Patient Care' (Variable: DVPPBDDF) zusammengefasst, um eine noch sinnvolle, aber auch aussagefähigere Darstellung zu bekommen.

Der so entstandene Anwendungsbereich erreicht kaum in einem Land 10% der Aktivitäten, was für die 6 Anwendungsgebiete bedeutet, dass die Krankenhäuser sie zumindest bisher nur sehr wenig mit EDV-Verfahren unterstützen. Gründe dafür mögen auf der einen Seite beim Benutzer, auf der anderen aber auch beim Software-Anbieter liegen. Von den finanziellen Problemen sei hier einmal abgesehen.

Dagegen sind die Patientenverwaltung, die Patientenabrechnung, die Finanzbuchhaltung und der Wirtschafts- bzw. Organisationsbereich diejenigen EDV-intensiven Bereiche, in denen die Krankenhäuser zu 90% und mehr ihre EDV-Investitionen getätigt haben. Die ersten drei Bereiche belegen gar in Berlin (B) und Schleswig-Holstein (SHO) bereits mehr als 80%, während in Nordrhein-Westfalen (NRW) und im Saarland (SAA) dieser Anteil - zwar geringer - aber mit knapp unter 70% immer noch sehr hoch liegt. Die übrigen Länder Hamburg (HH), Bremen (HB), Niedersachsen (NIE), Hessen (HES), Rheinland-Pfalz (RHP), Baden-Württemberg (BWU) und Bayern (BAY) nehmen in diesen administrativen Bereichen Werte zwischen 70 und 80% ein und liegen damit in einem den Durchschnitt (DS) mit 73% einschliessenden Intervall.

Bei Betrachtung der einzelnen Bereiche ergeben sich zwar in den Ländern unterschiedliche Verteilungen, die den Eindruck verstärken, dass die EDV-Einführung insgesamt doch einheitlicher und gleichmässiger erfolgt ist. Gelegentlich auftretende Unterschiede spiegeln allenfalls Schwerpunkte wieder, denen sich das eine oder andere Bundesland zunächst stärker gewidmet hat.

Bleibt noch die Frage zu klären, ob sich zukünftig die Verhältnisse der Bereiche ändern werden. Die Verwirklichung der Planungsabsichten würde die Verteilungen zugunsten der bisher noch recht schwachen computergestützten Bereiche verändern. Der Anteil der Finanzbuchhaltung an den EDV-Aktivitäten sinkt in jedem Bundesland, um minimal 4.5% in Bremen und um maximal 17.3% in Schleswig-Holstein. In den Bereichen für Wirtschaft und Organisation steigt nahezu in jedem Bundesland das Interesse an EDV-Verfahren, so dass zukünftig der Anteil des Wirtschaftsbereichs bei 10-15% liegen wird, der des Organisationsbereichs bei 9-12%. Damit nimmt der gemeinsame Anteil an den computergestützten Bereichen bis zu einem Viertel zu. Ein erhöhtes Interesse an EDV-Einführung ist auch in dem Bereich 'Sonstige und Patient Care' festzustellen. Heute sind es in den Ländern kaum 10%, morgen werden ausser in Berlin und Niedersachsen, die bei ca. 5-7% verbleiben werden, die Anteile am EDV-Engagement zwischen 11 und 20% liegen. Besonders in den Bereichen für Diagnose (Labor) und Dokumentation ist mit zusätzlichen EDV-Einsätzen zu rechnen.

13.4 EDV-ANWENDUNGSBREICHE IN GROSSKRANKENHAEUSERN

Bereits in der Analyse der Grosskrankenhäuser (über 800 Betten und mindestens 10 Fachabteilungen) hinsichtlich des internen Managements wurden Unterschiede bzgl. des EDV-Engagements gegenüber den anderen Krankenhäusern festgestellt. Analog konnten auch bei der Untersuchung der 11 Anwendungsbereiche von der Allgemeinanalyse abweichende Verteilungen wahrgenommen werden.

Zunächst fällt der insgesamt erheblich grössere EDV-Einsatz in den Grosskrankenhäusern auf. In allen 868 Häusern mit EDV-Einsatz wurden 1982 insgesamt 2463 EDV-Aktivitäten angegeben, durchschnittlich also 2.8 Bereiche; in 48 Grosskrankenhäusern sind es mit 183 Aktivitäten bereits 3.8 Bereiche pro Krankenhaus. Auch wenn bei beiden Gruppen von einer Steigerung des EDV-Einsatzes in der Zukunft gesprochen werden kann, erreichen alle (878) Häuser mit 3328 Aktivitäten und 3.89 Anwendungen pro Haus knapp den Wert der Grosskrankenhäuser heute, während diese zukünftig in 5.5 Bereichen engagiert sein werden.

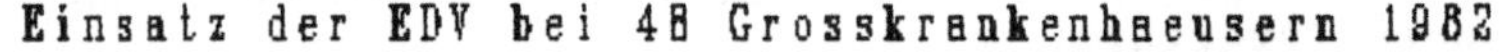

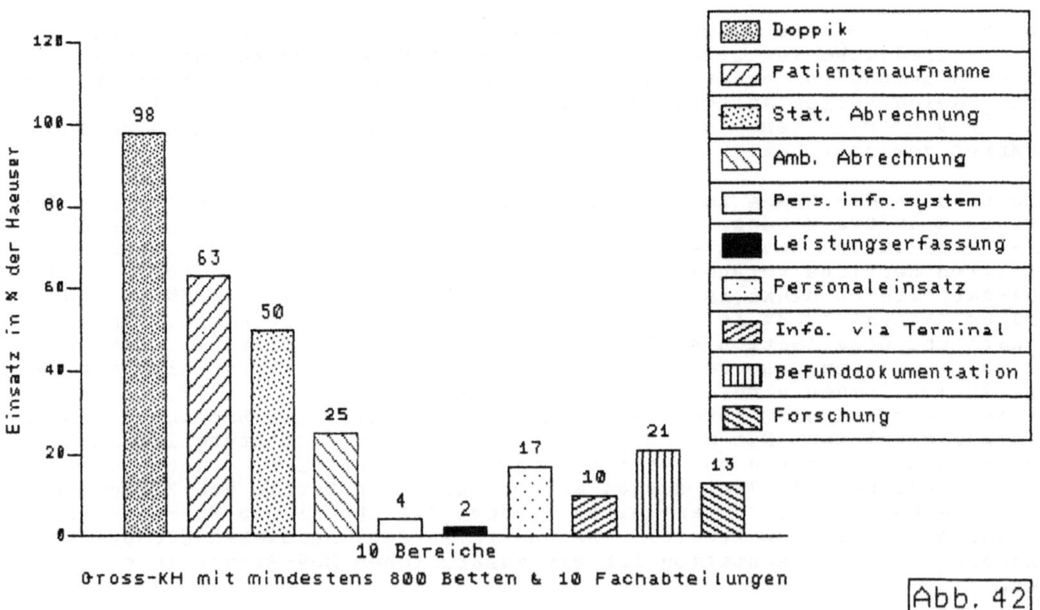

Abbildung 42: Ausgewählte Einsatzgebiete der EDV in 48 Grosskrankenhäusern 1982

Abb. 42 zeigt den EDV-Einsatz in ausgewählten Gebieten, die den Bereichszuordnungen entnommen wurden. Sie stellt den Einsatz der EDV in Prozent in 48 Grosskrankenhäusern dar.

13.4.1 Zukünftige EDV-Einsätze in Grosskrankenhäusern

Zunehmend wird zumindest bei den Grosskrankenhäusern die bestehende Position der administrativen Bereiche mit heute noch 56% auf 47% im relativen Anteil zurückgedrängt, was in eine Entwicklung führen könnte, in der später die EDV in allen Bereichen zu gleichen Teilen zum Einsatz kommen wird.

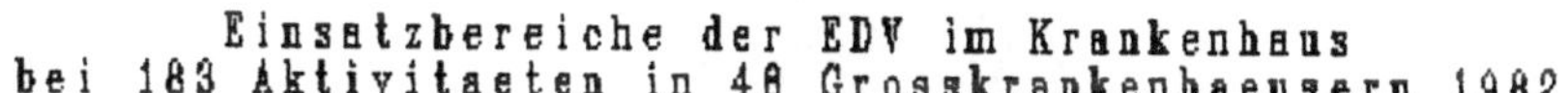

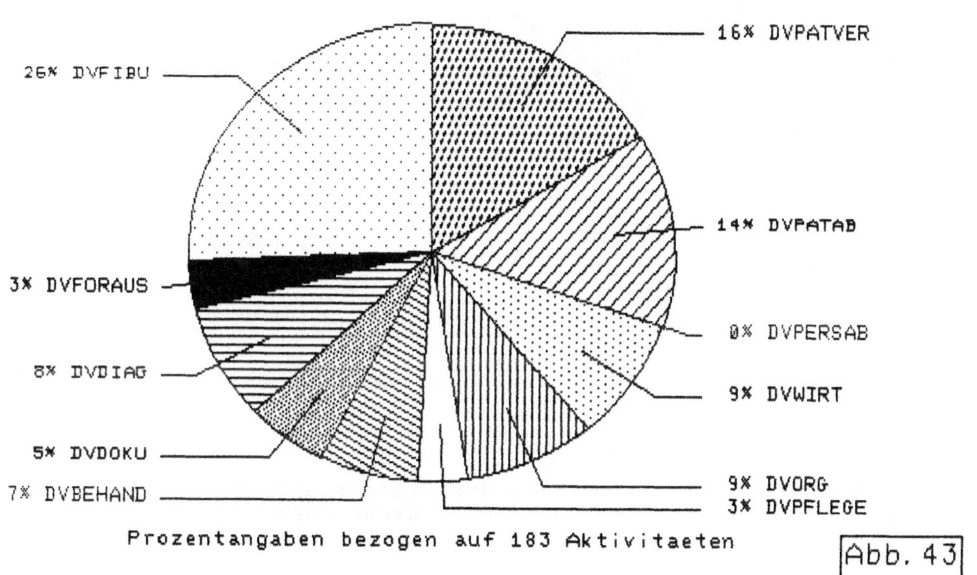

Abbildung 43: Einsatzbereiche mit EDV im Krankenhaus bei 183 Aktivitäten in 48 Grosskrankenhäusern 1982

Abb. 43 stellt die Situation des Jahres 1982 dar, Abb. 44 weist auf den zukünftigen Entwicklungsstand der EDV in den Bereichen der Grosskrankenhäuser hin. Ungeachtet der dialogorientierten Personalabrechnung, die bisher nur gelegentlich eingeführt worden ist, drängt die EDV in die nicht-administrativen Bereiche stärker ein, auch wenn in Forschung, Behandlung und Pflege zunächst die Entwicklung stagnieren. Bereiche wie Wirtschaft und Organisation, Dokumentation und Diagnoseunterstützung schieben sich langsam weiter mit EDV-Unterstützungen in den Vordergrund.

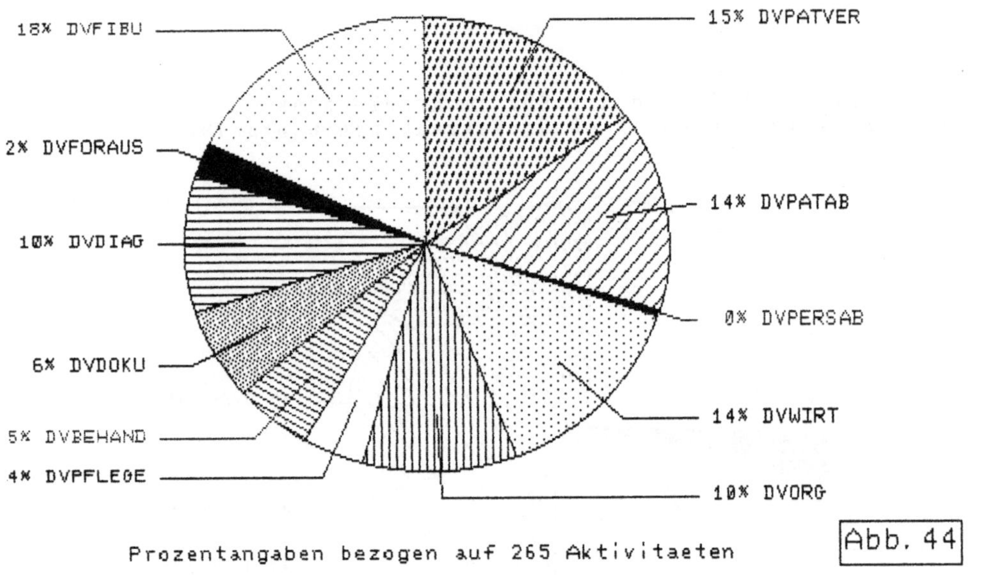

Abbildung 44: Zukünftige Verteilung der Einsatzbereiche mit EDV bei 265 Aktivitäten in 48 Grosskrankenhäusern

Angesichts einer solchen Entwicklung ist sicherlich die technisch-konzeptionelle Frage für die EDV im Krankenhaus nicht ganz einfach zu lösen. Soll in einem solchen Betrieb, der in allen Bereichen mit EDV unterstützt wird, ein grosses komplexes und integriertes EDV-Krankenhaussystem mit einer zentralen Rechenanlage die anstehenden Aufgaben bewältigen oder sind dezentrale und kompatible Kleinrechner in einem Rechnerverbund - auch zwischen Krankenhäusern - die geeignete Lösung?

Antworten können an dieser Stelle kaum gegeben werden, allenfalls Ansätze in späteren Abschnitten, die Hardware- und Softwarefragen behandeln. Aber es bleibt das Problem, sich für eine Schwerpunktkonzeption zu entscheiden mit der Konsequenz, dass spätere Modifikationen zwar stets möglich, aber nicht nur aus Kostengründen aufwendig sein können /32/. Wichtig ist aber, dass die Planungsangaben eindeutig die Tendenz zu mehrfachen und pluralistischen Anwendungsgebieten im Bereich von 'Hospital Management' und 'Patient Management' /24/ zeigen, welche grosse gemeinsame Datenmengen als Bezug haben und deren Ergebnisse für eine leistungsorientierte Betrachtungsweise miteinander verknüpft werden müssen, wenn nicht nur Partiallösungen entstehen sollen, auch wenn diese gewisse vordergründige Vorteile haben können.

13.4.2 EDV-Engagement der Grosskrankenhäuser - heute und morgen

Nicht nur die Verhältnisse der EDV-gestützten Bereiche unter sich ändern sich in diesem Jahrzehnt, sondern auch das Engagement der Häuser ist positiv im Sinne der Steigerung in fast allen Bereichen.

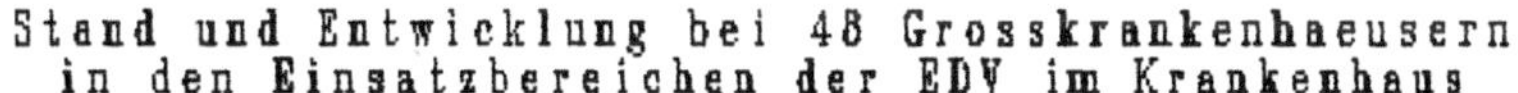

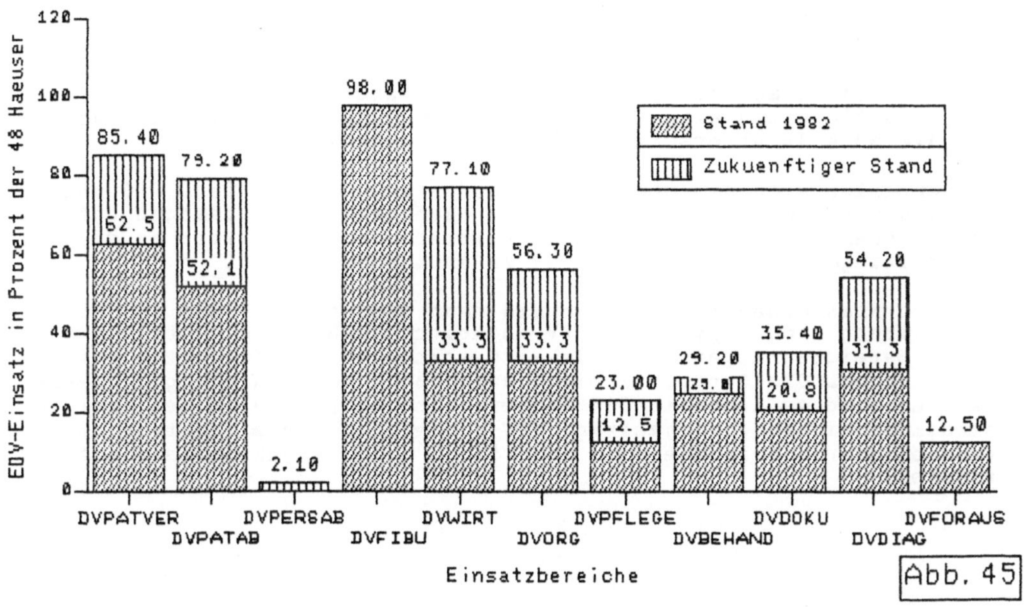

Abbildung 45: Stand und Entwicklung bei 48 Grosskrankenhäusern in den Einsatzbereichen mit EDV im Krankenhaus

Wie Abb. 45 zeigt, bleibt der Stand in der Finanzbuchhaltung nach Doppik bei 98% stehen. In der Patientenverwaltung (Aufnahme) werden zukünftig 85.4% (41) der Häuser mit dem Computer die Hauptarbeit verrichten, in der Patientenabrechnung und im Wirtschaftsbereich sind es mit 79 und 77% weit mehr als drei Viertel der Grosskrankenhäuser. Das bedeutet jeweils einen Zuwachs von 23, 27 und sogar 34%. Aber auch in der Organisation und der Diagnose sind bald mehr als die Hälfte aller Häuser in ihrem Arbeitsbereich mit der EDV vertraut. Selbst in den übrigen Bereichen ist grösstenteils noch eine sichtbare Steigerung wahrzunehmen. Auch hieran wird die Notwendigkeit der Integration über mannigfache Funktionen deutlich.

13.5 STRUKTURANALYSE UEBER DIE BEREICHE 1982

In mehreren Aggregierungsstufen über 6 Einsatzbereiche

- Patientenverwaltung
- Patientenabrechnung
- Finanzbuchhaltung
- Wirtschaftsbereich
- Organisationsbereich
- Bereich Sonstige und Patient Care (Pers., Pfl., Beh., Dok., Diag., For.: PPBDDF)

wurde schliesslich aus 40 disjunkten Klassen nach dem Gesichtpunkt auftretender Häufigkeiten eine erneute reduzierende Klassifikation vorgenommen, die noch 16 unterscheidbare Gruppen enthält.

Danach verteilen sich die 868 Krankenhäuser so, wie es Tab. 10 zeigt. Die Angaben sind absolute und relative Häufigkeiten, bezogen auf 868 Häuser. Ferner sind die Gruppen mit ihren Variablennamen angegeben, deren Bedeutungen den Abb. 36 und 37 zu entnehmen sind.

Mit 32% der Krankenhäuser ist noch ein sehr grosser Teil nur in der Finanzbuchhaltung nach Doppik mit EDV engagiert, während die übrigen kombinierten Bereichsgruppen jeweils mit geringeren Häufigkeiten auftreten. Addiert man die Gruppen 2 bis 9 unabhängig von den übrigen EDV-Bereichen, so sind es immerhin 392 Häuser, also 45%, die in den drei Administrativbereichen gleichzeitig EDV einsetzen. In mindestens 3 der zugrundegelegten 6 Bereiche sind ca. 56 % aller Krankenhäuser mit EDV ausgerüstet.

TABELLE 9

Strukturbereiche in 868 Krankenhäusern

Strukturbereiche	absolut	relativ
1. Fibu	278	32.0%
2. Fibu+Patver+Patab	140	16.1%
3. Fibu+Patver+Patab+Org	74	8.5%
4. Fibu+Patver+Patab+Wirt	35	4.0%
5. Fibu+Patver+Patab+Org+Wirt	40	4.6%
6. Fibu+Patver+Patab+Org+Wirt+Sonst.	35	4.0%
7. Fibu+Patver+Patab+Org+Sonstige	38	4.4%
8. Fibu+Patver+Patab+Wirt+Sonstige	13	1.5%
9. Fibu+Patver+Patab+Sonstige	17	2.0%
10. Fibu+Patver	25	2.9%
11. Fibu+Patab	55	6.4%
12. Fibu+Patab+Org	20	2.3%
13. Fibu+Patver+(Org/Wirt/Sonstige)	29	3.3%
14. Fibu+Patab+(Org/Wirt/Sonstige)	17	2.0%
15. Fibu+(Org/Wirt/Sonstige)	29	3.3%
16. Gruppe ohne Fibu	23	2.7%

Kapitel 14

EDV-EINSATZ IN DOPPISCHER BUCHFUEHRUNG UND ABRECHNUNG

In diesem Abschnitt soll ausführlicher der Bereich analysiert werden, der mit der kaufmännischen Buchhaltung (Doppik) und der Abrechnung im Rahmen der Einführungsvorschriften durch das KHG bzw. KHBV eine Umstellung in vielen Krankenhäusern erforderlich machte mit dem Hauptziel, Transparenz und Übersicht der Datenflüsse von Einnahmen und Ausgaben zu erhöhen resp. erst zu schaffen. Unter dem Oberbegriff der Finanzbuchhaltung gibt es noch eine ganze Reihe von Nebenbuchhaltungen - Haupt- und Grundbuchhaltung vorausgesetzt -, die zur weiteren Aufgliederung der Waren-, Dienstleistungs- und Geldströme dienen.

Die Fragen, die hier behandelt werden sollen, werden sich dabei auf die konventionelle, d. h. manuelle und die EDV-gestützte Buchhaltung beschränken. Dabei werden insbesondere der Unterstützungsgrad von Doppik mit EDV, der strukturelle Einsatz manuell, mit EDV heute und morgen und die Eigenständigkeit der Buchhaltung Schwerpunkte der Auswertung bilden. Solche Häuser, die noch auf Doppik umstellen müssen, werden ebenso Gegenstand der Untersuchung sein.

Insgesamt konnten 1051 Krankenhäuser, 97.9% von 1074, in der Auswertung berücksichtigt werden. Die restlichen 23 Häuser haben zum betreffenden Problemkreis nur unvollständige Angaben gemacht, d.h. die Variablen DOPPIK oder UMSTELL wurden nicht beantwortet bzw. weitere Rückfragen konnten nicht durchgeführt werden.

Die Auswertungsläufe gründeten sich hauptsächlich auf den Teil B und die Frage C.7 des Fragebogens (s. Anhang B).

14.1 KONVENTIONELLE UND COMPUTERGESTUETZTE DOPPIK

In der Buchhaltung und der Abrechnung und in den Nebenbuchhaltungen wenden insgesamt 993 von 1051 Krankenhäusern die Methode der doppelten kaufmännischen Buchführung an, kurz Doppik genannt. Mit 94.5% sind es nahezu alle Häuser, die sich heute dieser Methode anstelle der bisherigen kameralistischen Buchführung bedienen. 58 Krankenhäuser gaben an, dass sie noch auf Doppik umstellen werden. Wenn Doppik durchgeführt wird, kann die Grund- und Hauptbuchhaltung der Finanzbuchhaltung zumindest vorausgesetzt werden.

570 der 993 Häuser (57.4%) führen zusätzlich eine Kosten- und Leistungsrechnung (Kolei) durch, 19.2% tun dies nicht und 21.7% planen die Kosten- und Leistungsrechnung. 17 machten keine Angaben dazu. Von den 58 ausstehenden Umstellungen auf Doppik führen 12 die Kosten- und Leistungsrechnung durch bzw. 14 planen sie ein, während 25 sie nicht vorsehen. 7 machten nur Angaben zur Umstellung. Zukünftig werden dann also 811 Häuser neben der doppischen Buchhaltung auch über die Kosten- und Leistungsrechnung als Kontrollrechnung zur Betriebsführung und -planung verfügen, 240 Krankenhausbetriebe beschränken sich nur auf die Buchführungsaufgaben. Tabelle 10 setzt die Zahlen noch einmal zueinander ins Verhältnis und basiert auf allen 1051 Krankenhäusern (Kolei = Kosten- und Leistungsrechnung).

TABELLE 10

1051 Krankenhäuser nach Doppik, Kolei und Planung

1051 KH	Doppik 82		Umstellung		Doppik Zukunft	
Kolei	570	54.2%	12	1.1%	811	77.2%
Kolei geplant	215	20.5%	14	1.3%	-	
Kolei nein	191	18.2%	25	2.4%	216	20.5%
Kolei o.Antwort	17	1.6%	7	0.7%	24	2.3%

Von 993 Häusern unterstützen 845 (85.1%) schon heute die Doppik mit EDV, was bei allen 1051 Häusern mit 80.4% dem weitaus grössten Teil entspricht. 548 (55%) setzen die EDV ein, ohne weitere Planungsvorhaben anzugeben, 297 (30%) planen zur bisherigen EDV-Einführung noch weitere computergestützte Nebenbuchhaltungen hinzu. Das Komplement umfasst 148 Häuser (14%), die bisher ihre Buchhaltung nur in konventioneller Weise manuell durchführen. Davon planen 49 den EDV-Einsatz in der doppischen Buchhaltung.

Von den 58 Krankenhäusern, die die Umstellung auf Doppik planen, sind 11 bereits mit EDV im Krankenhaus aktiv. 6 davon beabsichtigen, gleichzeitig mit der Umstellung die Doppik computergestützt einzurichten. Von den übrigen 47 Häusern wollen weitere 11 die EDV einführen, mit der u.a. dann die Doppik ausgerüstet werden soll.

Insgesamt werden in der Zukunft 1051 Häuser Doppik durchführen und 911 Krankenhäuser, also 87%, werden diesen Bereich mit EDV unterstützen.

14.2 EDV-UNTERSTUETZUNG DER NEBENBUCHHALTUNGEN

985 Krankenhäuser mit Doppik-Anwendung gingen in die Berechnungen ein. Die übrigen 66 Häuser, die Doppik planen bzw. durchführen, machten zu den Nebenbuchhaltungen keine weiteren Angaben. Insgesamt 7 Nebenbuchhaltungen wurden berücksichtigt (in Klammern stehen die Variablennamen als Kürzel):

- Debitorenbuchhaltung (DEB)
- Kreditorenbuchhaltung (KRE)
- Anlagenbuchhaltung (ANL)
- Lagerbuchhaltung (LAG)
- Baubuchhaltung (BAU)

- Taschengeldbuchhaltung (TAS)
- Spendengeldbuchhaltung (SPE).

Die Analyse vermittelt einen Eindruck, wie umfangreich und tief die Krankenhäuser das Verfahren der doppischen Buchhaltung mit und ohne EDV in ihre administrativen Aufgaben eingebunden haben.

Nicht nur die Frage nach den Häufigkeiten der Nebenbuchhaltungen mit und ohne EDV ist von Interesse, sondern auch die in Tab. 11 gegenübergestellten Häufigkeiten, die die Anzahlen eingeführter Nebenbuchhaltungen generell und mit EDV heute und morgen festhalten. Die relativen Häufigkeiten beziehen sich jeweils auf die zugehörige Spaltensumme. In der anschliessenden Diskussion beziehen sich die Prozente auf heute 981 und morgen 985 Krankenhäuser.

TABELLE 11

Anzahl eingeführter Nebenbuchhaltungen - heute und morgen

Anzahl der Nebenbuchh.	Häufigkeiten generell 1982	Zukunft	Häufigkeiten mit EDV 1982	Zukunft
1	17- 1.7%	11- 1.1%	39- 4.6%	13- 1.5%
2	170-17.3%	104-10.6%	198-23.4%	107-12.4%
3	421-42.9%	325-33.0%	345-40.8%	273-31.7%
4	225-22.9%	313-31.8%	163-19.3%	282-32.7%
5	73- 7.4%	144-14.6%	59- 7.0%	131-15.2%
6	33- 3.4%	37- 3.8%	13- 1.5%	22- 2.6%
7	42- 4.3%	51- 5.2%	28- 3.3%	34- 3.9%
	981	985	845	862

Die Tabelle der eingeführten Nebenbuchhaltungen (Tab. 11) beschreibt den Trend, dass zunehmend mehr Nebenbuchhaltungen im Krankenhaus generell und mit EDV eingerichtet bzw. unterstützt werden. 1982 waren es noch über 60% der Häuser, die höchstens 3 Nebenbuchhaltungen führten, zukünftig werden es 55% mit mindestens 4 Nebenbuchhaltungen sein.

Ähnlich vollzieht sich die Entwicklung bei den computergestützten Nebenbuchhaltungen. 1982 engagierten sich 59% der Häuser in maximal 3 Nebenbuchhaltungen mit EDV, in der Zukunft richten knapp 48% der Krankenhäuser mit EDV in der Doppik 4 und mehr Nebenbuchhaltungen ein, die dann auch durch EDV-Verfahren erstellt und geführt werden sollen. Diese Entwicklung zeigt, dass die Häuser die doppische Buchhaltung voll integriert und darüberhinaus ein grosses Interesse entfaltet haben, sie durch EDV effizienter und den heutigen Anforderungen gemäss einzusetzen.

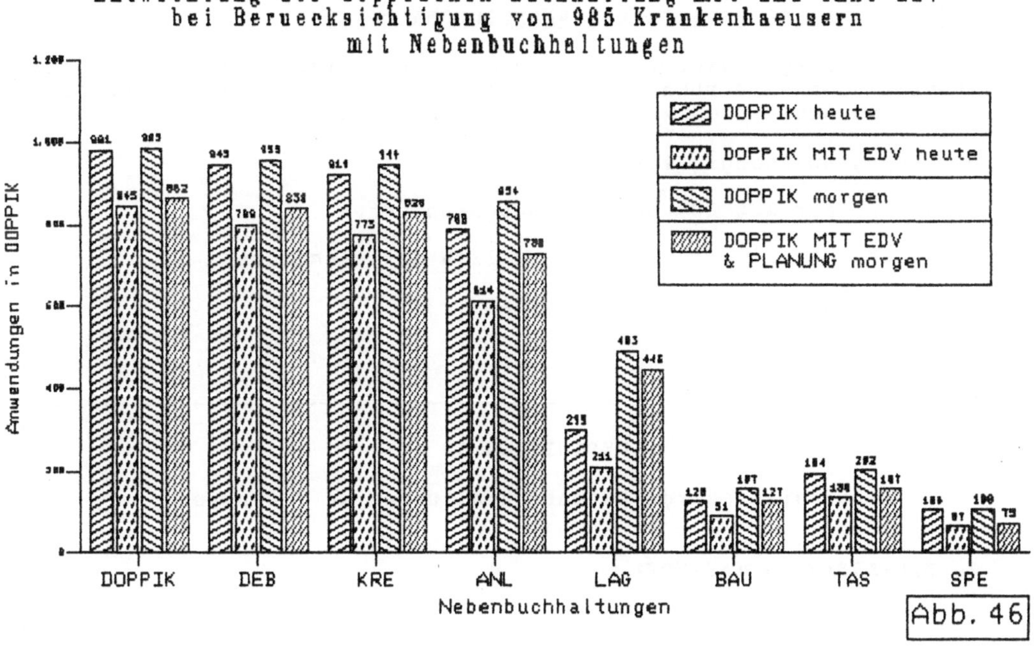

Abbildung 46: Entwicklung der doppischen Buchhaltung mit und ohne EDV bei Berücksichtigung von 985 KH mit Nebenbuchhaltungen

Wie häufig sind nun die 7 Nebenbuchhaltungen im Krankenhaus eingerichtet worden? Diese Frage hebt insbesondere auf die Bedeutung der Nebenbuchhaltungen für die Krankenhäuser ab. Abb. 46 stellt für Doppik allgemein und für die Nebenbuchhaltungen den Stand und die Entwicklung in der Buchhaltung unabhängig von der EDV und im Hinblick auf die EDV-Unterstützung dar. Debitoren-, Kreditoren- und Anlagenbuchhaltung sind die Buchhaltungen, die am häufigsten in der Finanzbuchhaltung zusätzlich geführt werden. 1982 wurden diese Buchhaltungen - wenn eingerichtet - zu 84.6, 84.1 bzw. zu 76.8% mit EDV unterstützt, zukünftig werden die Anteile mit EDV auf 87.7, 87.5 und 85,4% ansteigen. Besonders stark wird sich aber die Lagerbuchhaltung entwickeln, deren grösster Aufgabenbereich in der Apothekenverwaltung liegt. 1982 wurden zwar 70% von 299 computergestützt verwaltet, in der Zukunft wird hier eine erhebliche Investitionstätigkeit einsetzen. 235 Lagerbuchhaltungen sind mit EDV eingeplant. Das sind 147 mehr als heute überhaupt bestehen, d.h. neu einzurichtende Buchhaltungen werden gleich mit EDV-Verfahren eingeführt. Insgesamt stellen die zukünftig neu hinzukommenden Buchhaltungen eine Steigerung dar, die im Schwerpunkt ein erhöhtes Engagement des Wirtschaftsbereiches anzeigt. Die übrigen zwischen 10 und 20% wesentlich schwächer eingesetzten Nebenbuchhaltungen für Gebäude, Taschengelder und Spendengelder werden 1982 zwischen 60 bis 70% mit EDV geführt. Auch hier ist in der Zukunft mit einer Zunahme computergestützter Buchhaltungen zu rechnen, verbunden mit neu einzurichtenden.

14.3 STRUKTURELLER EINSATZ DER NEBENBUCHHALTUNGEN

In verschiedenen aggregierenden Analyseverfahren wurden die strukturellen Einsätze der Nebenbuchhaltungen in den Krankenhäusern untersucht. Dabei wurde zunächst nach 4 Merkmalen unterschieden:

- Struktur, unabhängig vom EDV-Einsatz
- Struktur, nur mit EDV ohne Planungsabsichten
- Struktur, nur mit EDV einschliesslich der Planungen
- Struktur, nur für EDV planende Häuser

DEFINITION 10

Kombinationen von Nebenbuchhaltungen in 7 Gruppen

1. DEB+KRE+(BAU/TAS/SPE)
2. DEB+ANL+(LAG/BAU/TAS/SPE)
3. KRE+ANL+(LAG/BAU/TAS/SPE)
4. DEB+KRE+ANL+(BAU/TAS/SPE)
5. DEB+KRE+LAG+(BAU/TAS/SPE)
6. DEB+KRE+ANL+LAG+(BAU/TAS/SPE)
7. Sonstige Gruppierungen

Die im Zusammenhang mit EDV untersuchten Häuser schliessen sich in ihren Merkmalen jeweils aus. Um die Vergleichbarkeit zu erhöhen, wurden die 47, 38, 60 bzw. 7 aufgetretenen Kombinationen in den Merkmalsklassen in je 7 Gruppen eingeordnet, die in Definion 10 mit den bereits vorn erläuterten Kürzeln festgehalten sind.

Die in Klammern eingeschlossenen Buchhaltungen sind als Option zu verstehen, d.h. sie sind in beliebigen Kombinationen aufgetreten, deren geringe Häufigkeiten für weitere Klassifizierungen nicht sinnvoll gewesen wären.

TABELLE 12

Häufigkeiten der Nebenbuchhaltungen (nach Def. 10, mit und ohne optionale Zusatzbuchhaltungen)

Gruppen	generell		mit EDV		mit EDV u. Planung	
Gruppe 1	151	132	186	160	102	85
Gruppe 2	39	23	33	24	21	13
Gruppe 3	16	9	14	9	14	7
Gruppe 4	466	369	369	296	278	232
Gruppe 5	30	21	25	21	22	19
Gruppe 6	252	136	173	94	409	234
Gruppe 7	27		45		16	
	981		845		862	

Tabelle 12 veranschaulicht die Häufigkeiten der Gruppen, je nachdem, ob sie mit oder ohne optionale Nebenbuchhaltungen angetroffen wurden (mit Optionen - ohne Optionen).

Gruppe 6 weist jeweils grössere Diskrepanzen auf, was u.a. bedeutet, dass fast jedes zweite Krankenhaus über die vier Nebenbuchhaltungen DEB, KRE, ANL und LAG hinaus mindestens eine weitere Nebenbuchhaltung eingerichtet hat oder einzuführen beabsichtigt.

Abb. 47 stellt die Entwicklung der doppischen Buchhaltung nach den 7 Gruppen der Nebenbuchhaltungen generell, mit EDV und mit EDV einschliesslich der geplanten EDV dar. Wie die unter diesen drei Gesichtspunkten dargestellten Verteilungen zeigen, fallen die Gruppen 1, 4 und 6 durch ihre umfassend grossen Anteile von insgesamt 89, 86 bzw. 91% besonders ins Gewicht. Diese Verteilung ist bei Betrachtung der Entwicklung der Doppik mit EDV heute und morgen auch noch in sich einer schwerpunktmässigen Verschiebung unterworfen, die den EDV-Einsatz in den vier Nebenbuchhaltungen Debitoren-, Kreditoren-, Anlagen- und Lagerbuchhaltung in bis zu 42% der 985 Häuser erwarten lässt, in denen nur mit EDV bis zu 50%.

Verlangt man die Debitoren- und Kreditorenbuchhaltung gleichzeitig, sind es heute generell mit 899 Häusern über 91%. Davon wurden 1982 bereits 753 (83.8%) mit EDV unterstützt (insgesamt 76.7%), zukünftig werden es mit 811 gut 90% (insgesamt 82%) sein.

Soll zusätzlich noch die Anlagenbuchhaltung geführt werden, liegen die Werte bei genereller Anwendung mit 718 bei 73.2% von 981 bzw. mit EDV bei 55.2% und zukünftig hier bei 69.7%.

Diese Entwicklung in der Buchhaltung geht einher mit den zahlreichen geplanten Online-Einsätzen, die besonders bei den Patientenabrechnungsverfahren und in der Bestandsführung sowie in der Apotheke vorgesehen

Entwicklung der doppischen Buchhaltung
in 7 Gruppen der Nebenbuchhaltungen
bei 981 beruecksichtigten Krankenhaeusern

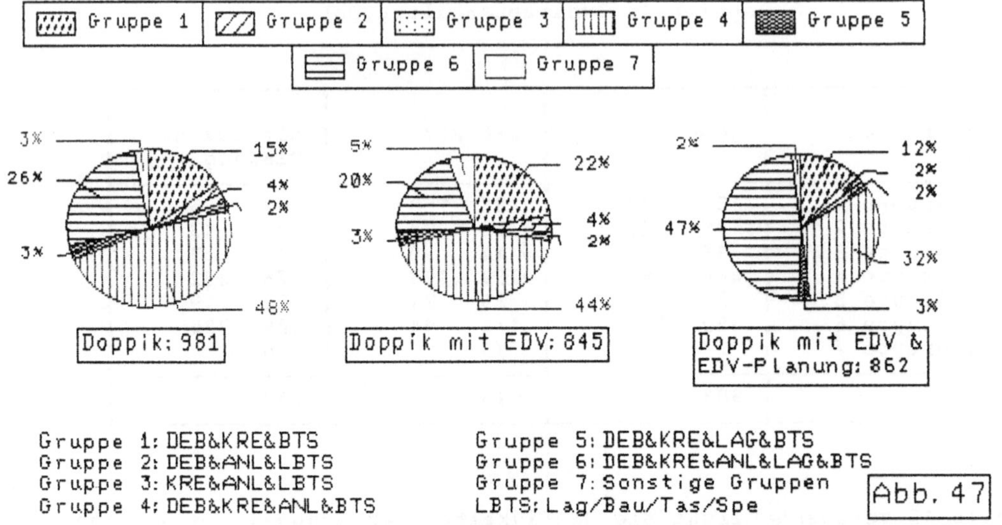

Abbildung 47: Strukturelle Entwicklung der doppischen Buchhaltung, Nebenbuchhaltungen bei 981 berücksichtigten Krankenhäusern

sind (s. Abb. 36 und 37). Allerdings scheint bei der Gesamtansicht der Buchhaltung im Hinblick auf den EDV-Einsatz auch ein gewisser Sättigungspunkt erreicht zu sein. Diejenigen Häuser, die den Computer in der Buchhaltung bereits einsetzen bzw. ihn dort einplanen, nehmen nur noch wenig zu.

14.4 UNTERSTUETZUNGSGRAD DER DOPPIK-HEUTE UND MORGEN

Ein Mass, das den Unterstützungsgrad der Doppik mit EDV angibt, soll einfach über die Häufigkeiten der computergestützten Doppik und die Anzahl der eingerichteten Nebenbuchhaltungen konstruiert werden. Den Berechnungen liegen die jeweiligen Häufigkeiten zum Entwicklungsstand zugrunde.

14.4.1 Unterstützungsgrad der Doppik

Die Division der Häufigkeiten

$$\frac{\text{Krankenhäuser mit computergestützter Doppik}}{\text{Krankenhäuser mit manueller Doppik}} = d > 0$$

liefert ein Mass mit der Aussage:

Von d+1 Krankenhäusern unterstützen d ihre doppische Buchhaltung mit EDV.

TABELLE 13

Unterstützungsgrad der Doppik mit EDV

Krankenhäuser	manuell	computergestützt	Entwicklungsstand
993	148 1	845 5.71	1982
993	99 1	894 9.03	Doppik auf EDV umgestellt
1010	99 1	911 9.20	auf Doppik mit EDV umgestellt
1051	140 1	911 6.51	nur auf Doppik umgestellt

In Tabelle 13 sind die Masszahlen nach obiger Division berechnet worden. Insgesamt konnten 1051 Krankenhäuser berücksichtigt werden.

Der zukünftig zu erwartende Grad der EDV-unterstützten Doppik ist weniger gestiegen als zunächst vermutet werden konnte. Bei knapp 6 von 7 Häusern mit EDV wird sich der Unterstützungsgrad auf 7 von 8 nur unwesentlich verändern. Dieses Ergebnis kann als Indikator dafür gewertet werden, dass mit einer weiteren Zunahme der EDV-gestützten Buchhaltung in den nächsten Jahren nicht zu rechnen ist.

14.4.2 Unterstützungsgrad der Nebenbuchhaltungen

Hier werden nur noch die Krankenhäuser berücksichtigt, die zu den Nebenbuchhaltungen Angaben gemacht haben. 985 Häuser gehen dabei in die Berechnungen ein. Dieses Mass berechnet sich nach der Anzahl der jeweils unterstützten Nebenbuchhaltungen

$i, (i=1,...,7)$

und der aufgetretenen Häufigkeiten

$x_i, (i=1,...,7)$,

die der Tab. 9 zu entnehmen sind.

Die einfache Division

$$\frac{\sum_{i=1}^{7} i * x_i(\text{mit EDV})}{\sum_{i=1}^{7} i * x_i(\text{ohne EDV})} = n > 0$$

liefert das Mass mit der Bedeutung, dass n von n+1 Nebenbuchhaltungen mit EDV geführt werden.

1982 waren 3377 Nebenbuchhaltungen auf 981 Häuser verteilt eingerichtet, von denen in 845 Häusern 2691 mit EDV-Unterstützung betrieben wurden, 686 also ohne EDV. Das Mass liegt damit in einer Grössenordnung, dass 4 von 5 Nebenbuchhaltungen mit EDV ausgerüstet sind. Der zukünftige Entwicklungsstand lässt mit 3199 computergestützten Nebenbuchhaltungen von überhaupt 3745 eingerichteten Buchhaltungen eine noch stärker computerorientierte doppische Buchhaltung erwarten, so dass bei nur noch 546 ohne EDV fast 6 von 7 Nebenbuchhaltungen mit EDV-Verfahren abgewickelt werden.

Bei den Häusern mit EDV-gestützter Doppik wurden 1982 noch nicht alle bestehenden Nebenbuchhaltungen mit EDV unterstützt, dagegen ist zukünftig für diese Betriebe eine vollständige EDV-Involvierung zu erwarten.

Bezieht man nun die übrigen 66 Häuser (49 mit EDV, 17 ohne EDV) ohne Spezifizierungen der Nebenbuchhaltungen mit in die Berechnung ein und setzt einmal 3 zusätzliche Buchhaltungen voraus, dann würde der Unterstützungsgrad mit knapp 6 von 7 Häusern geringfügig unter dem oben berechneten liegen. Allerdings geht diese Annahme davon aus, dass in der Doppik immer Nebenbuchhaltungen geführt werden müssten, was aber für einen Teil der Krankenhäuser, insbesondere der kleineren, nicht in allen Anteilen unbedingt erforderlich ist. Es wird also weiterhin Häuser geben, die nur die Finanzbuchhaltung bzw. die Grund- und Hauptbuchhaltung führen.

Insgesamt scheinen die Krankenhausbetriebe dahin zu tendieren, dass schliesslich alle eingerichteten Nebenbuchhaltungen computergestützt geführt werden, wenn die EDV in der Doppik überhaupt eingesetzt wird.

14.5 EIGENSTAENDIGKEIT UND VERANTWORTUNG IN DER DOPPIK

Bereits in der Phase der Fragebogenentwicklung und in der Datenerhebung stellte sich heraus, dass die Krankenhäuser nicht zwingend die Aufgaben der Buchführung und der Abrechnung durchführen. Die Verantwortung ist oft an ausserhalb des Krankenhauses Beauftragte verlegt worden. Diese unterschiedlichen Zuständigkeiten sind unabhängig vom Einsatz der EDV, insbesondere auch von der Verarbeitung der Daten in einem Service-Rechenzentrum, das oft ausserhalb des Hauses liegt. So übertragen private Häuser den buchhalterischen und Abrechnungsteil der Administration gelegentlich dem Steuerberater. Für einen nicht unerheblichen Teil der Krankenhäuser wird die Doppik regional für mehrere Häuser eines sog.

Krankenhausverbundes ausserhalb in einem eigens eingerichteten Amt für Krankenhauswesen bzw. in einem vorhandenen Amt - oft Landratsamt - durchgeführt.

TABELLE 14

Eigenständigkeit und Verantwortung in der Doppik

833	KH mit eigenständiger Doppik
100	KH mit regional zusammengefasster Doppik ausserhalb des Hauses in einem Verbund
12	KH mit Doppik beim Steuerberater
61	KH mit eigenständiger Doppik für sich und mehrere Häuser in einem Verbund
66	KH ausserhalb in anderem KH des Verbundes

In einer weiteren Form eines Verbundes wird einem dieser Krankenhäuser die Hauptadministration zugeteilt, so dass es für mehrere Häuser gleichzeitig verantwortlich tätig ist. Die übrigen Häuser stellen jeweils nur die Buchführungs- und Abrechnungsunterlagen zur Verfügung. Der grösste Teil der Krankenhäuser ist allerdings eigenständig und verantwortlich in der Buchführung und der Abrechnung. Tabelle 14 stellt die entsprechenden Häufigkeiten für 1072 Häuser dar.

Die Häuser mit regional zusammengefasster Buchführung bilden Krankenhausverbunde, die je 2 bis 7 Häuser umfassen. Bei den Verbunden mit eigenständiger Doppik in einem Haus sind Grössen zwischen 2 und ebenfalls 7 Häusern aufgetreten. In beiden Verbunden bestehen die einzelnen Häuser noch oft aus Betriebsteilen. Bei einigen konnte eine Aufgliederung nicht mehr vorgenommen werden.

Hinsichtlich der Krankenhausstrukturmerkmale sind einige Besonderheiten in der Verteilung der Verantwortungsbereiche aufgefallen. Die regional zusammengefassten Verbunde mit der ausserhalb durchgeführten Doppik sind besonders häufig bei den Akut- und Sonder-Krankenhäusern zu finden, die vorwiegend durch die öffentliche Hand getragen werden aber auch teilweise gemeinnützige und nur selten private Träger haben. Die Bettengrösse zeigt hier keine besondere Schwerpunktbildung.

Nahezu ausschliesslich wird die Doppik von den privaten Trägern kleiner Fach- oder Sonder-Krankenhäuser beim Steuerberater vorgenommen. Bei den 61 'eigenständigen' Verbunden liegt das Hauptengagement wieder bei den öffentlichen Trägern, während die beiden anderen abgestuft schwächer von gemeinnützig zu privat Verbunde gebildet haben. Hier handelt es sich grösstenteils um Akut-Krankenhäuser.

Die Bettenstruktur verhält sich erwartungsgemäss. Die mit der Hauptadministration beauftragten Häuser haben überwiegend mehr als 200, über 50% sogar mehr als 400 Betten, die angegliederten Häuser eines Verbundes liegen zu über 50% in der Grösse unter 200, zu über 95% unter 400 Betten.

Wie sich bei Betrachtung der Länderstruktur zeigt, gibt es in den Stadtstaaten keine sog. regionalen Verbunde. 90% der Häuser solcher Verbunde liegen in Niedersachsen, Nordrhein-Westfalen, Baden-Württemberg und Bayern. In den beiden letzten sind es nahezu 60% dieser Häuser. Ein 'Nord-Süd-Gefälle' herrscht ebenso bei den 'eigenständigen' Verbunden, da mit 41% in Baden-Württemberg und Bayern mehr als zwei Fünftel liegen. Unter Hinzunahme von Hessen und Nordrhein-Westfalen machen diese Verbunde bereits 77% aus, also mehr als zwei Drittel. In Schleswig-Holstein, Rheinland-Pfalz und im Saarland wurden solche Verbunde nicht festgestellt resp. nicht in den Antworten angegeben.

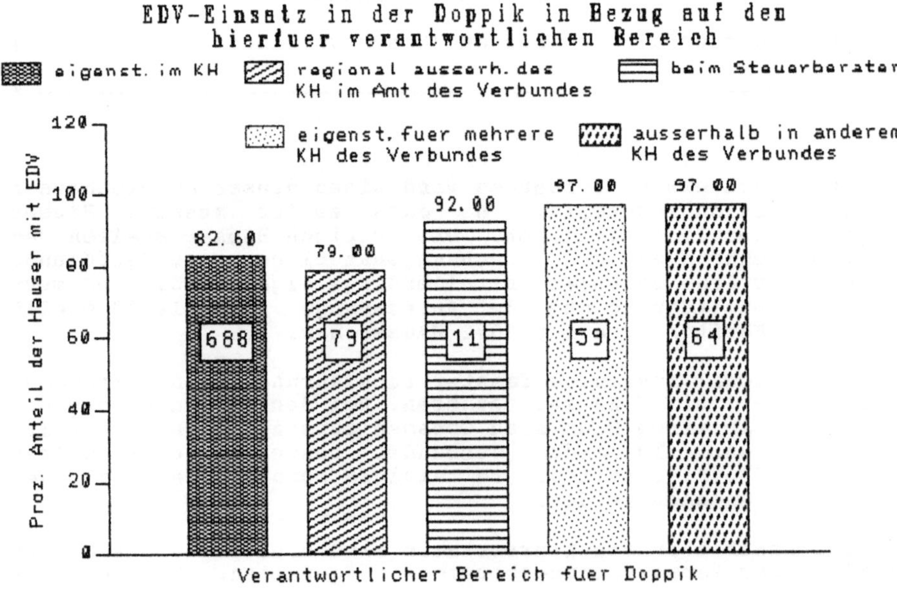

Abbildung 48: EDV-Einsatz in der Doppik in Bezug auf den hierfür verantwortlichen Bereich (Bezug: Abb. 14) 1982

Wie verteilen sich die Doppik-Verantwortungsbereiche hinsichtlich des Einsatzes von EDV im Krankenhaus? Das Ergebnis in Abb. 48 ist im ersten Moment nicht unbedingt selbstverständlich. In der Abb. 48 sind die Relationen in % der Häuser mit EDV-unterstützter Doppik zu den insgesamt in den Verantwortungsbereich fallenden Häuser aufgezeichnet. Eingetragen sind ebenfalls die jeweiligen absoluten Zahlen, die in Beziehung zu den jeweiligen Gesamtmengen (s. Tabelle 14) die jeweiligen prozentualen Anteile ergeben.

Von den 833 eigenständigen Häusern setzen also 82.6% (688) die EDV ein, was nahe dem allgemeinen Durchschnitt von 84% liegt. Die beim Steuerberater die Buchhaltung erstellen lassen, setzen fast alle EDV für ihr Krankenhaus ein (die absoluten Zahlen sind jedoch insgesamt wesentlich kleiner). Aber bei den regional zusammengefassten Verbunden sind es nur 79%, dagegen ist mit 97% der Anteil bei den eigenständigen Verbunden überdurchschnittlich hoch, eine Diskrepanz, die so eigentlich nicht zu erwarten war. Sie wird jedoch vor dem Hintergrund einsichtig, dass bei den regionalen Verbunden mit ausserhalb liegender Buchführung ein Grossteil aus Sonder-Krankenhäusern, d.h. hier Kurkliniken und -anstalten besteht, die bisher nur wenig EDV-Einsätze zu verzeichnen haben.

Als Gesamtergebnis wird dennoch die Tendenz deutlich, dass ein Krankenhausverbund ohne EDV kaum gebildet werden kann, da die grossen Datenmengen und Koordinationsmassnahmen wohl nur durch Unterstützung mit EDV bewältigt werden können. Man könnte diesen Schluss auch umkehren, dass nämlich Krankenhausverbunde gebildet worden sind, um den EDV-Einsatz kostengünstiger zu gestalten bzw. erst zu ermöglichen.

Kapitel 15

KONZEPTIONELLER EINSATZ DER EDV IM KRANKENHAUS

Welche konzeptionellen Konfigurationen sind bisher in den deutschen Krankenhäusern realisiert worden? Wer sind die hauptsächlichen Entscheider über die EDV-Konzepte und -Einsätze? Wo findet in der Hauptsache die Datenverarbeitung statt?

Dies sind Fragen, die im folgenden weniger die tatsächlichen Realisierungen der Hardware eruieren, sondern die einen Überblick über den Entwicklungsstand der Konzeptionen und grundsätzlichen Entscheidungen zur Einführung der EDV im deutschen Krankenhaus vermitteln sollen.

Wenn nicht anders angegeben, beziehen sich die Häufigkeiten auf die 902 Häuser mit EDV. Ferner ist die Unterscheidung in 'teilweise' oder 'ganz' im RZ, die im Fragebogen noch gemacht wurde, zunächst für die Auswertung nicht relevant. Im Zusammenhang mit den konkreten Hardware-Einsätzen erklärt sich diese Unterscheidung von selbst.

15.1 DATENVERARBEITUNG IM RECHENZENTRUM

Insgesamt gaben 882 Häuser von 902 mit EDV-Einsatz an, in irgendeiner Weise ein Rechenzentrum für ihre hauptsächliche Datenverarbeitung zu benutzen. 201 Krankenhäusern (22% oder 18% aller antwortenden Häuser) steht ein eigenes RZ, eine DV-Zentrale oder zumindest eine DV-Station zur Verfügung. 729 greifen auf mindestens ein Partner-RZ (Service-RZ) zurück. Das Ergebnis liess natürlich vermuten, dass es Krankenhäuser gibt, die zusätzlich zum eigenen RZ noch mit einem Partner-RZ zusammenarbeiten bzw. die mit zwei Partner-Rechenzentren die Datenverarbeitung ihres Hauses abwickeln. Die strukturelle Häufigkeitsanalyse über die möglichen Rechenzentren:

- Kommunales RZ
- RZ des Trägers
- RZ des Vertragspartners
- Eigenes RZ

ergab für 69 (7.6%) der 902 Häuser, dass sie die anfallende Arbeit mit zwei Rechenzentren bewältigen.

Abb. 49 zeigt weiterhin einen Anteil von über 30%, die in kommunalen RZ und von knapp 10%, die im RZ des Trägers ihre Haupt-Datenverarbeitung durchführen lassen. Ein Drittel der Häuser hat Verträge mit Partner-Rechenzentren geschlossen. Etwas mehr als 1/6 der Häuser führt ihre Datenverabeitung nur im eigenen Rechenzentrum durch, wobei hier keine Aussage über die Grösse der Anlage und den Umfang der Datenverarbeitung gemacht wird. 48 haben zum eigenen RZ noch zusätzlich die Unterstützung durch ein Partner-Rechenzentrum geschaffen, sodass insgesamt 201 Häuser, also 22.3% aller Häuser mit EDV-Anwendungen oder 18.8% aller sich an der Umfrage beteiligenden Krankenhäuser über ein eigenes Re-

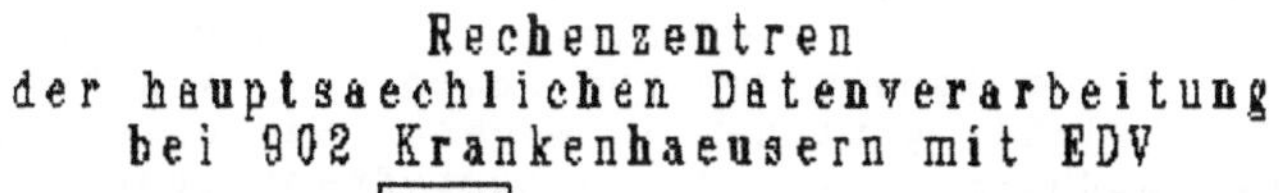

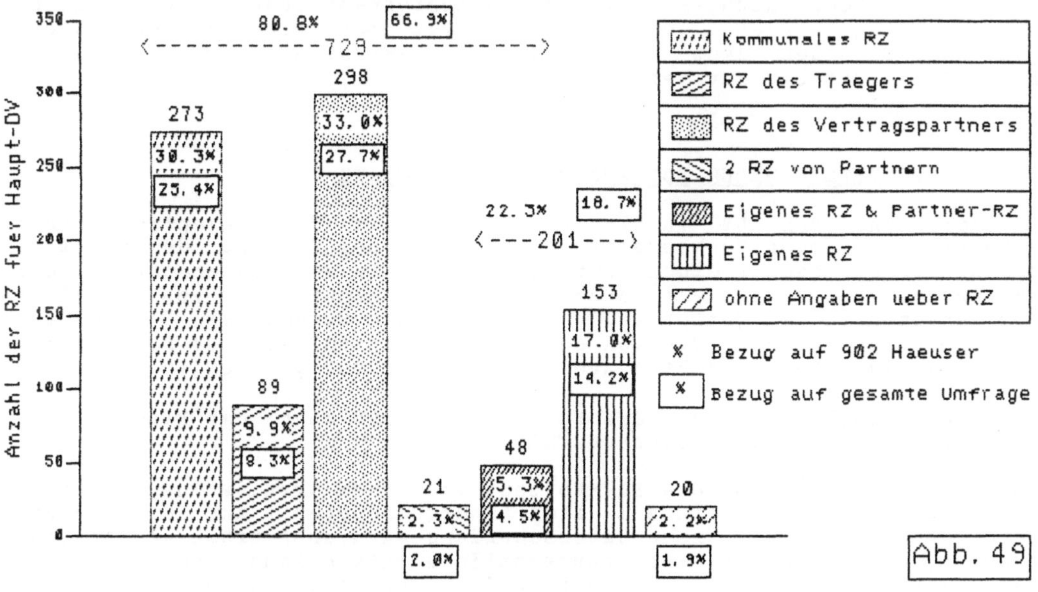

Abbildung 49: Rechenzentren der hauptsächlichen DV bei 902 Krankenhäusern mit EDV 1982

chenzentrum verfügen. 21 haben sich gleich auf zwei Partner eingestellt, insgesamt arbeiten also 80.8 bzw. 66.9% mit Partnern.

Im Hinblick auf die Strukturmerkmale des Krankenhauses liegt die Datenverarbeitung bei den Akut-Krankenhäusern anteilig unter den öffentlichen und gemeinnützigen Trägern mehr ausserhalb des Betriebes, wenn es sich um kleinere Krankenhäuser handelt. Bereits 90 Häuser über 200 Betten haben ein eigenes Rechenzentrum, was knapp 50% derjenigen sind, denen ein eigenes zur Verfügung steht. Allerdings sind es bei diesen grösseren Häusern noch 307, deren Datenverarbeitung ausser Haus stattfindet. Allein bei den wenigen privaten Krankenhäusern sind es bereits über die Hälfte, die mit einer eigenen DV-Zentrale arbeiten.

Im Bereich der Fach-Krankenhäuser sehen die Verhältnisse insgesamt ähnlich aus. Dennoch entsteht der Eindruck, dass die privaten Träger mit Häusern über 100 Betten eher dazu neigen, ein eigenes Rechenzentrum einzurichten. Bei den Sonder-Krankenhäusern ist über das gesamte Betten- und Trägerspektrum eine im Vergleich zu den Partner-Rechenzentren grössere Anzahl von eigenen DV-Zentralen festzustellen. Besonders stark ausgeprägt wird in Krankenhäusern über 200 Betten die DV auf eigenen

Rechenanlagen durchgeführt. Der private Träger ist auch hier in der Eigenständigkeit den übrigen beiden um einige Prozentpunkte voraus. Die hohen Anteile an eigenen DV-Zentralen überhaupt sind u.a. dadurch zu erklären, da es sich dort oft um psychiatrische Landes- und Versorgungskrankenhäuser mit besonders sensitiven Daten handelt.

Insgesamt gesehen stellen die 108 privaten Häuser, die überhaupt EDV einsetzen, mit 27% eigenen DV-Zentralen den höchsten Anteil dar, während 25% von 353 gemeinnützigen und knapp 20% von 441 öffentlichen Häusern zumindest relativ geringer in eigene Rechenzentren investiert haben. Die Beobachtungen bzgl. der Sonder-Krankenhäuser können ebenfalls bestätigt werden, da es 35% von 216 computergestützten Häusern gegenüber 18.5% der Akut- und 17% der Fach-Krankenhäuser sind, denen eigene Rechenzentren zur Verfügung stehen.

15.2 ENTSCHEIDER UEBER EDV-KONZEPT UND -EINSATZ

Die Einführung der EDV in ein Krankenhaus mit der Konzeption eines weitgehend autonomen Rechenzentrums oder mit dem Konzept des Service-Rechenzentrums bedarf einer Entscheidung. In den unterschiedlichen Krankenhaustypen wird diese Entscheidung aber nicht immer von den gleichen Personengruppen getroffen. Im Fragebogen wurden dazu 5 Entscheidergruppen vorgegeben, die von 864 Häusern der 902 mit EDV beantwortet wurden. Wenige Häuser machten zwei Angaben zur entsprechenden Frage

> 'Wer entscheidet über das EDV-Konzept und über den Einsatz der EDV in Ihrem Krankenhaus/Klinikum?',

was nur bedeutete, dass das EDV-Konzept von einem Gremium ausgearbeitet und entworfen und von einem zweiten 'übergeordneten' zur Realisierung freigegeben wird. Auf diese Unterscheidung wird aber nicht weiter eingegangen, da es hier um eine grundsätzliche Entscheidung des speziellen EDV-Entwurfs für das Krankenhaus bzw. den Verbund gehen soll.

290	(32.2%)	völlig selbständig im Krankenhaus/Klinikum
310	(34.4%)	koordinierendes Gremium in Verbindung mit Träger
224	(24.8%)	ausschliessliche Entscheidung des Trägers
24	(2.7%)	übergeordnete Entscheidung des Landes
15	(1.7%)	übergeordnete Entscheidung der Kommune
38	(4.2%)	ohne Angaben über Entscheider

Abbildung 50: Entscheider über EDV-Konzeption

290 Häuser, fast ein Drittel, gaben an, die Entscheidung über das EDV-Konzept völlig selbständig im Krankenhaus zu treffen. Abb. 50 zeigt

weiter 574 (64%) Häuser, die in ihren Plänen mehr oder weniger unabhängig vom Träger sind. So gibt es in über einem Drittel der Häuser koordinierende Gremien, die in Verbindung mit dem Träger die Entscheidungen hinsichtlich des EDV-Einsatzes vorbereiten. Bei einem Viertel der 902 Häuser liegt die Entscheidung ausschliesslich beim Träger und für 24 bzw. 15 Krankenhäuser wurden übergeordnete Entscheidungen vom Land oder von der Kommune getroffen, die selbst auch als Träger betrachtet werden können. 38 Häuser machten keine Angaben.

15.3 ENTSCHEIDER UND WAHL DER EDV-KONZEPTION

Bei Betrachtung der RZ-Alternativen und der Entscheidergruppen ist zu fragen, ob bestimmte Entscheider zu bevorzugten EDV-Konzeptionen neigen.

Grundsätzlich ist die Tendenz vorhanden, dass das Konzept einer eigenen DV-Zentrale dann vorgezogen wird, wenn die Entscheidung näher beim Krankenhaus selbst liegt. Von den selbständigen Entscheidern gaben 88 (30%) dem eigenen RZ den Vorrang, das koordinierende Gremium entschied noch mit 17% für die autonome Lösung und selbst, wenn die Entscheidung ausschliesslich beim Träger lag, waren es 21%. Übergeordnete Entscheider gaben mit 17% dem autonomen RZ den Vorrang.

TABELLE 15

Gegenüberstellung der RZ-Alternativen zu den Entscheidergruppen (% auf Zeilensumme)

Entscheider / RZ-Gruppen	selbständig im KH/K		koordiniert mit Träger		nur Träger		übergeordnet Land/Kommune	
Eigenes RZ	73	49.7%	34	23.1%	37	25.2%	3	2.0%
Kommun. RZ	44	17.0%	128	49.4%	69	26.6%	18	7.0%
Partner-RZ	138	47.3%	87	29.8%	58	19.9%	9	3.0%
Träger-RZ	14	15.9%	30	34.1%	40	35.5%	4	4.5%
Eigenes + Partner-RZ	15	31.3%	19	39.6%	10	20.8%	4	8.3%
Zwei RZ von Partnern .	3	15.8%	9	47.4%	7	36.8%	-	
Summe 853	287	33.6%	307	36.0%	221	25.9%	38	4.5%

Vergleicht man die RZ-Alternativen in einer Analyse direkt mit den Entscheidern, lässt sich die Grundtendenz bestätigen. Tabelle 15 stellt für 853 Häuser die gefundenen Häufigkeiten dar. Relative Häufigkeiten beziehen sich auf die jeweilige Zeilensumme.

Bei der Wahl für ein Service-Rechenzentrum zieht der selbständige Entscheider das Rechenzentrum eines Vertragspartners vor. Bei den drei übrigen Entscheidergruppen ist der Schwerpunkt eindeutig das kommunale RZ und zusammen mit dem RZ des Trägers sind die Anteile dieser RZ-Konzepte je Gruppe mit etwa 50% dominierend.

15.4 EDV-KONZEPTION UND DOPPIK-VERANTWORTLICHKEIT

Bei den 888 Krankenhäusern, die computergestützt arbeiten und 1982 die doppische Buchhaltung durchführten, wurde geprüft, in welchem Zusammenhang die RZ-Alternativen zum Verantwortungsbereich in der Doppik stehen.

TABELLE 16

Gegenüberstellung der RZ-Alternativen zum Verantwortungsbereich in der Doppik

Doppikstelle / RZ-Gruppen	eigenständig	regional extern	Steuerberater	im KH im Verbund	extern im Verbund
Eigenes RZ	128	1	1	14	8
Kommun. RZ	181	52	1	16	22
Partner-RZ	253	14	5	13	8
Träger-RZ	59	7	-	4	15
Eigenes + Partner-RZ	35	2	-	7	1
Zwei Partner-RZ	9	-	-	4	8
Summe 868	665	76	7	58	62

Insgesamt haben hierzu 868 Krankenhäuser geantwortet. Das Ergebnis ist in Tabelle 16 in absoluten Häufigkeiten wiedergegeben, während Abb. 51 die Häuser hinsichtlich der Eigenständigkeit nur noch in die beiden Alternativen, im und ausser Haus, unterscheidet. Bei den 10 Häusern mit 'eigenem RZ, aber Verantwortung für Doppik ausser Haus', wird es sich entweder um kleinere DV-Stationen handeln oder diese Häuser setzen ihre Rechenanlage für andere Aufgaben als für die Doppik ein. Bei den mit Partner-Rechenzentren kooperierenden Häusern haben 124 Krankenhäuser ihre Buchhaltung in einen anderen Verantwortungsbereich ausser Haus gelegt, so dass die EDV in diesen Häusern vorwiegend für andere Aufgaben vorgesehen ist.

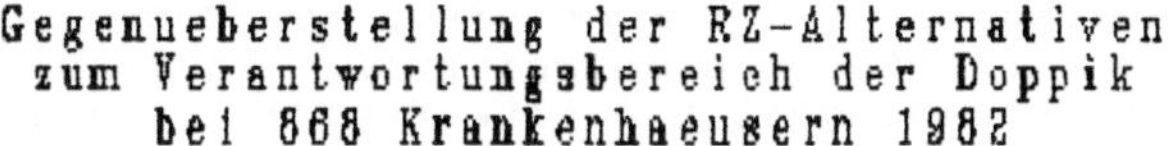

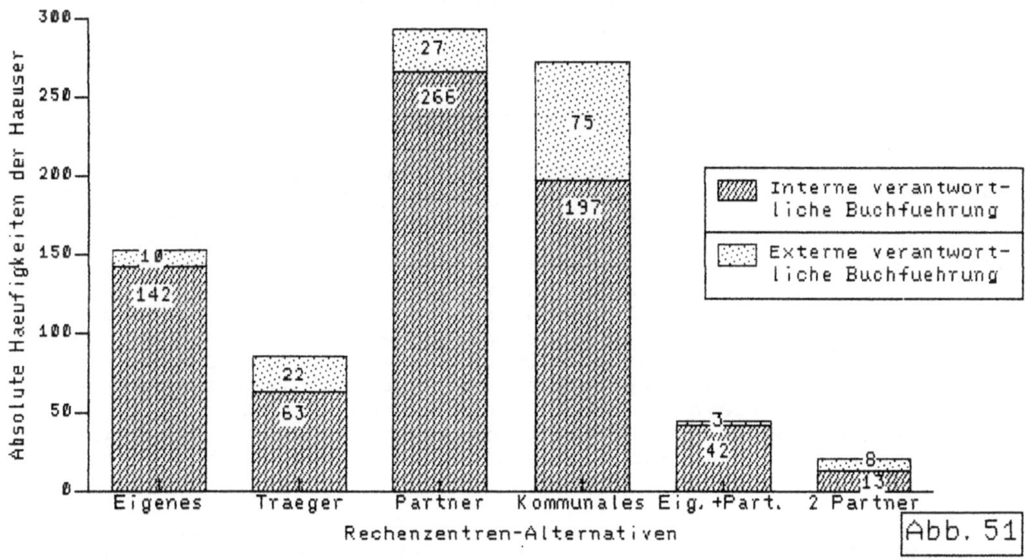

Abbildung 51: **RZ-Alternativen und Verantwortungsbereich für die Doppik. 868 Krankenhäuser (1982)**

Das bedeutet für einen Teil der 845 Häuser, die 1982 die Doppik computergestützt eingesetzt haben, dass sie allenfalls noch die Datenerfassung bzw. Datenvorverarbeitung für die ausserhalb zuständige Buchhaltungsstelle durchführen. Die übrigen, mit zwei Rechenzentren arbeitenden Häuser sind bei vorhandenem eigenen RZ fast ausschliesslich eigenverantwortlich für die Buchhaltung tätig, während diejenigen mit zwei Service-Rechenzentren zum grossen Teil ihre Buchhaltungsaufgaben an externe Stellen verlegt haben.

Kapitel 16

HARDWARE IM KRANKENHAUS

Im folgenden Kapitel sollen die Hardware-Konfigurationen, die zum EDV-Einsatz in den Krankenhäusern gekommen sind, besprochen und vorgestellt werden, soweit dazu die Antworten ausreichten. Insbesondere werden eigene installierte Rechenanlagen, benutzte Fremdanlagen und ggf. die Arten der Datenerfassung und -weiterleitung dargestellt. Ein letzter Aspekt wird eine wertfreie Aufstellung von Rechnereinsätzen nach Herstellern sein.

16.1 EINSATZ UND ANZAHL EIGENER RECHENANLAGEN

Da die Krankenhäuser schwerpunktmässig den Einsatz der EDV zunächst für administrative Aufgaben realisierten, wurde gerade nach diesen EDV-Anlagen (Rechensystemen) gefragt, die natürlich auch zusätzlich für weitere Aufgaben eingesetzt werden können. 27 von 902 Häusern gaben keine Antworten zu diesbezüglichen Fragen. 328 (36.4% von 902 Häusern mit EDV-Anwendungen oder 30.7% aller antwortenden Häuser) verfügen über keine eigene Rechenanlage. 271 sind im Besitz mindestens einer eigenen gekauften, 195 haben mindestens eine Anlage gemietet, 69 steht eine eigene Anlage zur Verfügung (ohne weitere Angaben) und 12 haben sowohl einen gekauften als auch einen gemieteten Rechner. Insgesamt stehen in 547 Krankenhäusern kleine, mittlere und grosse Rechenanlagen, wobei auch Datenvorverarbeitungsanlagen berücksichtigt wurden. Die gekauften Anlagen überwiegen, was durch die kleinen Systeme mitbestimmt sein dürfte.

Der überwiegende Teil der Krankenhäuser, nämlich 525, hat einen Rechner (s. Tabelle 17). 479 gaben zusätzlich die Firmen der Rechnerhersteller an. 17 Häuser haben je zwei Rechner installiert und weitere 5 Häuser sogar 3 Rechensysteme.

Eigene Rechenzentren wurden nur in 201 Fällen angegeben. Daher umfassen die angegebenen EDV-Anlagen in den 547 Häusern nicht nur Grossrechner, sondern auch kleine oder dedizierte Rechner bzw. Vorrechner als Datenstation eines Rechnerverbundes.

501 Krankenhäuser mit eigenen EDV-Anlagen haben zusätzlich noch Angaben über das Rechensystem resp. den Hersteller gemacht. Weitergehende Hinweise zu den Betriebssystemen und zum Rechnertyp fanden sich nur sporadisch.

In der nachfolgenden Tabelle 18 sind nur diejenigen Hersteller in alphabetischer Reihenfolge aufgeführt, die unter den 501 Krankenhäusern _mehr als ein_ System installiert haben. Die Herstellernamen sind - soweit möglich - ausgeschrieben, übliche Abkürzungen der Firmennamen sind ansonsten verwendet worden. Für die Hersteller IBM, ICL, Nixdorf und Siemens war aufgrund der Angaben teilweise eine Unterteilung in Vorrechner und Grossrechner möglich. Insgesamt wurden 23 Hersteller[5]

---

[5] 'Datev' ist viermal als 'Hersteller' angegeben worden. Wahrscheinlich

TABELLE 17

Einsatz und Anzahl eigener EDV-Anlagen (% bezogen auf Häuser mit EDV-Einsatz und gesamten Rücklauf)

Eigene EDV-Anlage ohne Kategorie:	69 (7.7%, 6.4%)	KH
Eigene gemietete EDV-Anlagen:	195 (21.6%, 18.2%)	KH
Eigene gekaufte EDV-Anlagen:	271 (30.0%, 25.2%)	KH
Gemietete und gekaufte Anlagen:	12 (1.3%, 1.1%)	KH
Keine EDV-Anlage:	328 (36.4%, 30.5%)	KH
Keine Angaben über Anlagen:	27 (3.0%, 2.5%)	KH
VON 547 HÄUSERN MIT EIGENER ANLAGE HABEN:		
525 1 Rechensystem		
17 2 Rechensysteme		
5 3 Rechensysteme		
201 KH mit eigenem Rechenzentrum:	(22.3%, 18.8%)	KH

berücksichtigt. <u>Die Tabelle erhebt nicht den Anspruch auf Vollständigkeit</u>.

Hinsichtlich des Kaufs und der Miete der in Tabelle 18 aufgeführten Grossrechner ergibt sich, dass 14 Systeme (28%) angemietet und 36 Systeme (72%) gekauft worden sind. Hier zeigt sich eine deutliche Tendenz zum Kauf.

Stellt man den Einsatz der eigenen EDV-Anlagen den Trägern gegenüber, ergibt sich Abb. 52. 39% der gemeinnützigen Krankenhäuser haben sich bei Einführung der EDV in ihre Häuser für eigene und gekaufte Rechenanlagen entschieden, nur knapp 19% der Anlagen sind gemietet. Die öffentliche Hand liess ihre Häusern zu 24% mit gekauften Rechenanlagen ausstatten und fast ebensoviel mit gemieteten. Für 45 gemeinnützige und für 14 öffentlich getragene Häuser ist diese Klassifizierung nicht möglich gewesen. Die privaten Träger setzen knapp 27% eigene, gekaufte Rechenanlagen und nur 18.5% gemietete ein. Bei 10 Häusern ist keine weitere Aufteilung möglich, weil hierzu keine Auskunft gegeben wurde.

In Tabelle 19 sind die Angaben zu den eigenen Rechenanlagen den Ländern zugeordnet worden. 870 Häuser von 902 gehen in die Tabelle ein. Auch in den Bundesländern sind die Verteilungen von gemieteten und

---

handelt es sich hier um Datenerfassungsgeräte resp. Frontendrechner einer der anderen in der Tabelle aufgeführten Hersteller.

TABELLE 18

Installierte Rechner von 23 Herstellern in 501 Krankenhäusern

RECHENSYSTEM	Anz.Systeme	dazu, soweit angegeben:	
HERSTELLER (mehr als 1 Inst.)	(ohne nähere Angaben)	Vorrechner Datenerf.	Grossrechner
ATM	2		
C.H.F.Müller	10		
Datev	4	wahrsch. Datenerfassung	
Datic-electronic	2		
DEC	24		
DDC	21		
Dietz	2		
Hewlett Packard	13		
Honeywell Bull	12		
IBM	8	8	14
ICL	1	48	4
Kienzle	35		
MAI	31		
MDS	8		
Nixdorf	7	74	15
Olivetti	2		
Philips	24		
RUF	2		
Siemens	8	67	17
Tandem	4		
Taylorix	21		
Triumph-Adler	21		
Wang	3		

gekauften Anlagen unterschiedlich ausgefallen. In Nordrhein-Westfalen, dem Saarland, Baden-Württemberg und Bayern sind überwiegend gekaufte

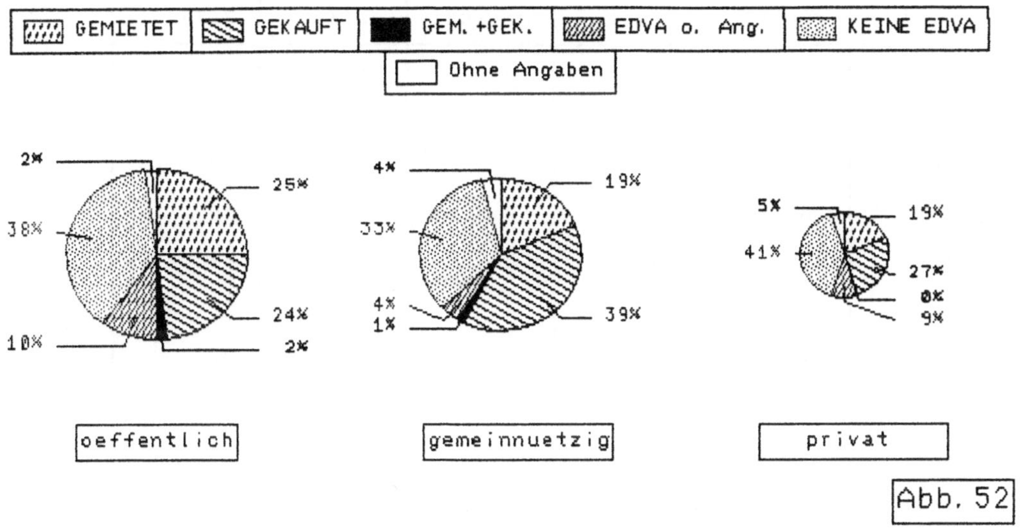

Abbildung 52: Einsatz eigener Rechenanlagen von 902 nach Trägern gruppierten Krankenhäuser 1982

Anlagen in den Krankenhäusern installiert. In Berlin und Niedersachsen überwiegen die gemieteten Anlagen, annähernde Gleichverteilung liegt vor in Hamburg, Bremen, Schleswig-Holstein, Hessen und Rheinland-Pfalz.

Antwort auf die Frage, ob die verschiedenen Hersteller vorwiegend Rechenanlagen verkauften oder vermieteten, erbrachte eine weitere Untersuchung. Von den 23 berücksichtigten Herstellern haben 13 ihre Rechenanlagen zum grössten Teil an die Krankenhäuser bzw. deren Träger verkauft, während 9 den Häusern überwiegend EDV-Anlagen auf Mietbasis zur Verfügung gestellt haben. Ein Hersteller war in beiden Sparten gleich engagiert. Bei den vier Herstellern mit der Unterscheidung der Rechnertypen sind es Siemens und IBM, die grösstenteils ihre Produkte verkauften. Dagegen haben Nixdorf und ICL einerseits mehr Vorrechner vermietet, andererseits aber ihre Grossrechner mehrheitlich verkauft. Bei den übrigen Firmen sind es ATM, Olivetti und Tandem mit ausschliesslich verkauften Anlagen. DEC, HP, HB, Kienzle, MAI, Taylorix, TA und Wang haben überwiegend ihre Systeme verkauft im Gegensatz zu den Firmen DDC, MDS und Philips mit vermieteten Anlagen.

TABELLE 19

Gegenüberstellung der Bundesländer zum Einsatz mit Rechenanlagen

EDVA / Land	ge-mietet	ge-kauft	gem. + gekauft	EDVA o. Ang.	keine EDVA
B	13	5	3	2	4
HH	4	5	-	1	6
HB	3	3	-	1	3
SHO	6	7	-	2	19
NIE	32	21	3	6	48
NRW	47	97	1	5	69
HES	27	26	2	5	22
RHP	11	10	1	3	20
SAA	5	10	-	-	-
BWU	35	42	2	26	50
BAY	10	44	-	18	85

16.2 KOOPERATION MIT EXTERNEN FREMDANLAGEN

Bereits 729 Häuser gaben an, dass sie ganz oder teilweise mit Service-Rechenzentren kooperieren, d.h. dass sie extern gelegene Anlagen für eigene Aufgaben mitbenutzen. In welcher Art und Weise sie in Verbindung mit den Service-RZ stehen, war eine weitere Frage zum technischen Konzept des EDV-Einsatzes. Insgesamt 779 von 902 Krankenhäusern beantworteten die Frage:

> 'Benutzen Sie eine Fremdanlage für ihre administrativen Aufgaben?',

die insgesamt 7 Antwortalternativen vorsah. Mehrfach-Nennungen waren möglich.

Nach Tabelle 20 stehen 271 Häuser (30% von 902) demnach durch Datenfernübertragung(DFÜ) mit einem Fremdrechner in Verbindung, während 317 Häuser (35%) über Post oder Kurier mit dem Service-Rechenzentrum in Kontakt stehen. Von der ersten Gruppe benutzen 66 einen Front-End-Rechner mit intelligenter Vorverarbeitung und 205 ein Endgerät mit Bildschirm.

Bei der zweiten Gruppe erfassen zwei Häuser die Daten noch auf Lochstreifen, 39 auf Disketten, 169 auf Bänder oder Magnetbandkassetten und 107 auf maschinenlesbaren Belegen, um sie dann der weiteren Verarbeitung zuzuführen. Da 588 Datenerfassungsverfahren in 536 Häusern durchgeführt werden, sind 52 Krankenhäuser mit zwei technischen Konzepten

TABELLE 20

Technische Konzepte mit Fremdrechensystemen

Front-End-Rechner - DFÜ - Service-Rechner:	66	7.3%
Terminal - DFÜ - Service-Rechner:	205	22.7%
Erfassung auf Lochstreifen - Post, Kurier -> Service-Rechner:	2	0.2%
Erfassung auf Diskette - Post, Kurier -> Service-Rechner:	39	4.3%
Erfassung auf Band - Post, Kurier -> Service-Rechner:	169	18.7%
Erfassung a.maschinenlesb.Beleg - Post, Kurier -> Service-Rechner:	107	11.9%
Keine Verbindung mit Service-Rechner:	243	26.9%
Keine Angaben über Fremdrechner:	123	13.6%
(Relative Werte auf 902 Häuser bezogen)		

ausgestattet. 243 Betriebe (27%) sind nicht mit einem Fremdrechner verbunden, um administrative Arbeitsabläufe zu unterstützen. Auch hier wurde nach den Herstellern, Rechnertypen und Betriebssystemen gefragt.

Unvollständige und ungenügende Antworten zwangen zur Reduzierung der Tabelle 21 auf die Anzahl der Fremdrechner nach Herstellern. Zusätzlich erfasste kommunale und universitäre Rechenzentren sind in der Tabelle nicht berücksichtigt worden. Allerdings wurden die Häuser aufgenommen, die mit einem KIGST-RZ zusammenarbeiten. Ferner blieben Angaben unter zwei Installationen unberücksichtigt, so dass 12 Hersteller und die KIGST in alphabetischer Reihenfolge in die Tabelle eingingen.

Eine Rücksprache mit der Fa. DATEV ergab, dass in ihren Rechenzentren vorwiegend IBM- und Siemens-Rechner installiert sind. Ausserdem sind kombinierte Zusammenstellungen mit Rechnern beider Hersteller vorgenommen worden.

Nach Mitteilung der KIGST sind ihre Rechenzentren, bis auf ein RZ mit einer Siemens-Anlage, nur mit IBM-Rechnern ausgestattet. Bei der Peripherie wird auf eine Reihe von Firmenangeboten zurückgegriffen.

TABELLE 21

Fremdrechner im Service-RZ nach Herstellern

Hersteller nach Firmennamen	Fremdrechnerbenutzung im Service-Rechenzentrum
BASF-Hitachi	2
Datev (IBM, Siemens)	26
Honeywell Bull	5
IBM	124
ICL	5
ITEL-NAS	2
Nixdorf	12
Olivetti	6
Philips	2
Siemens	51
Tandem	2
Taylorix	3
RZ der KIGST (IBM, Siemens)	61

16.3 EIGENE EDV-ANLAGEN UND FREMDRECHNER IN DER GEGENUEBERSTELLUNG

Um die Ergebnisse der beiden letzten Abschnitte in ihren tendenziellen Aussagen noch weiter zu erhärten, soll eine Korrelationsanalyse über die eigenen und fremden EDV-Anlagen weitere Klarheit schaffen. Von den 201 Krankenhäusern, die in irgendeinem Umfang eine eigene DV-Zentrale unterhalten, gaben zumindest auch 197 an, eine eigene Rechenanlage einzusetzen. Von den 682 Krankenhäusern, die in Verbindung mit mindestens einem Partnerrechenzentrum stehen, sind es immerhin noch 50% mit einer eigenen - kleiner dimensionierten - Rechenanlage. Die andere Hälfte setzt keine Rechenanlage im herkömmlichen Sinne im Krankenhaus ein, allenfalls eine Datenerfassungsanlage oder ein Erfassungsgerät.

Tabelle 22 berücksichtigt aufgrund der Antworten zunächst 759 Häuser, so dass zwar 143 fehlen, diese aber fast vollständig in Tabelle 17 erfasst wurden. Denn von den 547 mit eigenen Anlagen haben 78 keine Angaben zu Fremdrechnerkooperationen gemacht, 34 davon sind aber mit eigenem RZ ausgerüstet und 35 mit einem Partner-RZ. Obwohl weitere 38 keine

TABELLE 22

Eigene EDV-Anlagen und technische Konzepte in der Gegenüberstellung

Eigene EDVA / Fremd-EDVA	ge-mietet	ge-kauft	gem. + gekauft	EDVA o. Ang.	keine EDVA
Front-End	17	21	4	4	16
Terminal	47	48	2	28	67
Lochstreifen	1	-	-	-	1
Diskette	9	4	2	1	23
Band(-kas.)	42	35	3	32	55
Masch. Beleg	6	11	1	5	82
Keine FDVA	62	106	2	40	65
Mit FDVA	-	-	-	35	38

eigene Anlage einsetzen, kooperieren sie mit einem Partner-RZ. Sie werden zusätzlich in die Tabelle aufgenommen, so dass dann Ergebnisse für 866 Häuser vorliegen.

In der Analyse sind es noch 65 Häuser, die weder mit einer eigenen Rechenanlage ausgestattet sind noch mit einem Fremdrechner in Verbindung stehen, aber an anderer Stelle angeben, mit einem Service-RZ zu kooperieren. Dieser Zusammenhang kann nur bedeuten, dass selbst die Datenaufbereitung und -erfassung von einem Vertragspartner vorgenommen wird. Weiter kann angenommen werden, dass diejenigen Häuser, die zwar keine eigene Rechenanlage einsetzen, aber mit einem Front-End-Rechner oder einer Terminalanlage die Datenerfassung durchführen, einen Kleincomputer oder eine DV-Station haben. Mit 208 Häusern mit eigener Anlage und ohne Verbindung mit einer Fremdanlage liegt auch die Bestätigung für 201 eigene DV-Zentralen vor, bei denen es sich - bis auf ganz wenige - um Rechenzentren im herkömmliche Sinne mit Rechenanlagen grosser Leistung und Kapazität handelt.

Kapitel 17

SOFTWARE IM KRANKENHAUS

Die bislang diskutierten Ergebnisse behandelten zwei Schwerpunkte:

- Sie stellten die Krankenhäuser unter dem Aspekt des EDV-Einsatzes hinsichtlich zahlreicher Bereiche und Gebiete dar, die heute und morgen mit EDV unterstützt werden.

- Es wurden die technischen und organisatorischen Konzepte, Konfigurationen und Voraussetzungen analysiert und vorgestellt, wie sie im Jahre 1982 in den deutschen Krankenhäusern und rehabilitativen Einrichtungen realisiert und installiert waren.

Dieser Abschnitt behandelt die Software. Die Hauptfragen sind

Welche Software wird angeboten?
Wer sind die Programmentwickler?

Die Auswerteläufe über die 902 Häuser mit EDV beziehen sich dabei im wesentlichen auf die diesbezügliche Frage im Fragebogen.

Einige kurze Erläuterungen sollen zum besseren Verständnis des umfassenden Begriffes 'Software' im hier gebrauchten Sinn beitragen. In dieser Untersuchung interessieren nicht Betriebssysteme, Datenbanksysteme oder Steuersysteme. Es sollen vielmehr solche Programmsysteme berücksichtigt werden, die spezielle Aufgaben innerhalb der besprochenen Bereiche und Einsatzgebiete eines Krankenhauses übernehmen können (Anwendungssoftware).

17.1 BUND-LAENDER-SOFTWARE

In den vergangenen Jahren sind überregional Programmsysteme für den Bereich der doppischen Buchhaltung und deren Nebenbuchhaltungen in verschiedenen Bundesländern unter jeweils anderer Verantwortung entstanden. Die von Bund, Ländern und kommunalen Einrichtungen geförderten und mit Förderzuwendungen des BMFT in der sog. Arbeitsgruppe Bad Ems entstandenen Softwareentwicklungen stehen heute den deutschen Krankenhäusern zur Verfügung. Einige dieser EDV-Verfahren haben in vielen Häusern bereits die Routinearbeit übernommen. 1982 waren es mit 505 Häusern von 902 Häusern weit über 50%, die für ihre Buchhaltungsaufgaben 1250 mal Bund-Länder-Verfahren einsetzten.

Tabelle 23 stellt die Verfahren nach Häufigkeiten dar. Drei Verfahren heben sich durch ihre häufigen Verwendungen in den Krankenhäusern von den anderen ab. Mit fast 54% setzen über die Hälfte der Krankenhäuser in der Finanzbuchhaltung das Softwarepaket FINK ein. Von den 845 Krankenhäusern, die überhaupt die Doppik mit EDV unterstützen, sind es sogar fast 58%. 289 Krankenhäuser unterstützen ihre Kosten- und Leistungsrechnung mit dem Verfahren KOLK. Es sind damit immerhin noch knapp ein Drittel. Das dritte Softwarepaket für die Anlagenbuchhaltung, MAIK, wird von 328, also von 36% der Häuser verwendet. Die übrigen Verfahren sind noch relativ gering im Einsatz.

TABELLE 23

Eingesetzte Bund-Länder-Verfahren in 505 Krankenhäusern

Bund-Länder-Verfahren	abs.	rel.
FINK Finanzbuchhaltung	485	53.8%
KOLK Kosten- und Leistungsrechnung	289	32.0%
MAIK Anlagenbuchhaltung	324	35.9%
MARK Lagerbuchhaltung	45	4.9%
KREK Kreditorenbuchhaltung	42	4.7%
BAIK Befunddokumentation und Arztbriefschreibung	10	1.1%
FALK Stat. Patientenabrechnung(DEB)	25	2.8%
Sonstige Bund-Länder-Software (Berliner Sys./STAR/PEWES/ZVG/PID/PBV)	30	3.3%
(Relative Häufigkeiten auf 902 Häuser bezogen)		

19 Krankenhäuser gaben zusätzlich an, welche Verfahren noch geplant werden. Da diese Angaben aber nicht verlangt waren, sind die Planungsvorhaben sicher nicht vollständig erhoben. 7 Häuser planen KOLK ein, 4 MAIK, 10 MARK, 6 KREK und ein weiteres FALK, so dass die Werte in Tab. 23 sich noch geringfügig ändern würden.

Abbildung 53 stellt den Benutzungsgrad für die einzelnen Systeme dar in Relation zu der Gesamtzahl der Krankenhäuser, die

- die Bund/Länder Software einsetzen,
- EDV benutzen und die
- auf die Umfrage geantwortet haben.

Auch hier zeigt sich die stärkere Benutzung des (älteren) FINK gegenüber den anderen, die Nebenbuchhaltungen unterstützenden Systemen. Es wird von 45.5% aller Krankenhäuser der Stichprobe und von fast allen (96%), welche Bund/Länder-Software überhaupt einsetzten (47.3% aller Häuser), benutzt. Das entspricht rund 54% der Häuser, welche EDV einsetzen (85% der Stichprobe).

Den geringsten Verbreitungsgrad zeigt des System BAIK, welches die Basisdokumentation und die Arztbriefschreibung unterstützt.

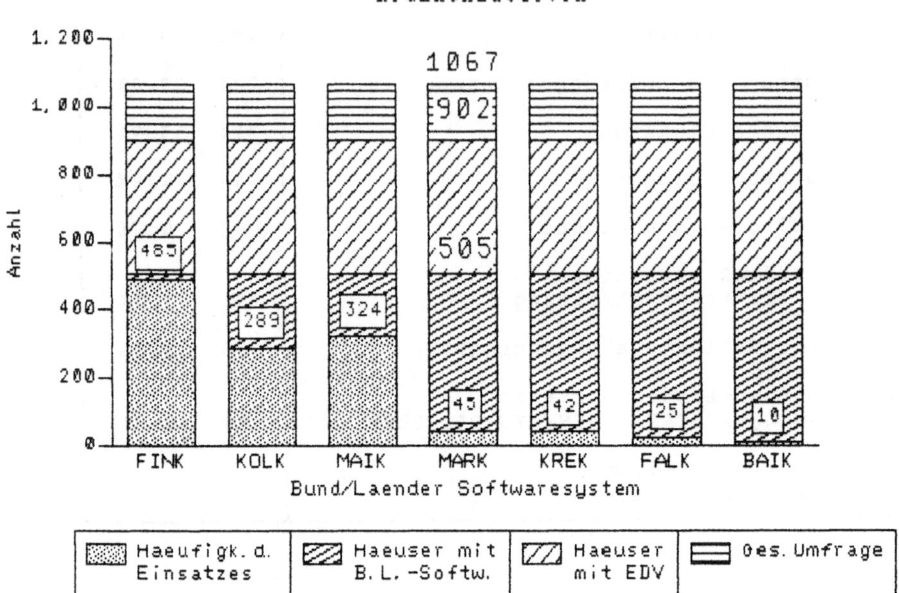

Abbildung 53: Bund-Länder-Programme in Häusern mit Bund-Länder-Software, bei allen mit EDV und in der gesamten Stichprobe

17.2 KOMMERZIELLE ANGEBOTENE SOFTWARE

Von der Software-Industrie wird mittlerweile eine grosse Zahl verschiedener Produkte für das Krankenhaus angeboten. Es gibt hier sowohl spezielle, nur für die Aufgaben im Krankenhaus konzipierte Software als auch Produkte, die in mehreren Branchen einsetzbar sind. Vor allem die Software für Buchhaltungsaufgaben gehört zur letzteren Gruppe.

Unter den 902 Krankenhäusern waren es mit 432 Betrieben fast 50%, die kommerzielle Software für ihr Krankenhaus einsetzen. Aus 45 Programmspezifikationen und 5 zusätzlichen Angaben wurden insgesamt 577 mal Produkte für den EDV-Einsatz ausgewählt, so dass oft mehrere Verfahren zum Einsatz kommen. 308 Häuser (34%) waren mit einem kommerziellen Softwarepaket ausgestattet. 107 Krankenhäuser, knapp 12%, setzten 1982 zwei Programmverfahren industrieller Hersteller ein, 14 verwendeten 3 EDV-Verfahren, 2 Häuser 4 und ein Krankenhaus 5 kommerzielle Produkte. Bei den Mehrfach-Einsätzen kam es vor, dass EDV-Verfahren verschiedener Firmen kombiniert im Krankenhaus eingeführt worden sind, zumal dann, wenn es sich um autonom einsetzbare Subsysteme handelte oder wenn die Verfahren in bestimmten Reihenfolgen die Arbeitsabläufe unterstützten.

DEFINITION 11

Anwendungsgebiete kommerzieller Software

1. Patientenverwaltung
   - Aufnahme

2. Leistungsabrechnung
   - ambulant
   - stationär

3. Finanzbuchhaltung
   - Debitoren
   - Kreditoren
   - Sachgüter

4. Anlagenbuchhaltung

5. Personalwesen
   - Lohn und Gehalt

6. Lagerbuchhaltung
   - Materialbeschaffung
   - Materialverwaltung
   - Materialausgabe
   - Bestandsführung

7. Apothekensystem
   - Arzneimittelverwaltung

8. Kosten- und Leistungsrechnung

9. Spezielle Datenerfassung und Vorverarbeitung

10. Laborsystem

11. Radiologiesystem

12. Nuklearmedizinisches System

13. Dokumentation
    - Befund-Dokumentation
    - Medizinische Dokumentation

14. Textverarbeitungssystem
    - Arztbriefschreibung

Aufgrund der zur Verfügung gestellten Informationsbroschüren der Softwarehäuser wurde die Definition 11 der Anwendungsgebiete erstellt, für die kommerzielle Software angeboten wird. Es wird nicht der Anspruch auf Vollständigkeit erhoben, aber dennoch sind die wichtigsten Gebiete enthalten.

TABELLE 24

Nach Firmen strukturierte Softwareangebote

19 Firmen	01	02	03	04	05	06	07	08	09	10	11	12	13	14
+ADVANA-Inkas	**	**	**	**	**	**	**	**		**		**	**	**
ADV/ORGA-MEYER			**	**	**									
C.H.F.Müller	**	**	**	**	**		**	**	**	**	**	**		
CTM-Klinika	**	**	**	**	**	**	**	**						**
DATEV			**	**	**			**						
DATEY-EYRICH	**	**	**			**								
+DDC-Bokis	**	**	**	**	**	**		**						**
ICL-Idik	**	**	**	**	**	**	**	**	**					
ICL-Mawi						**								
+KIENZLE-Dodik	**	**	**	**	**	**	**	**						
KIGST-Sys	**	**	**	**	**	**		**	**					
KIGST-Kidicap		**			**				**					
KRUPP-Idik	**	**	**	**	**	**	**	**	**					
MAI/COMPU-ORGA	**	**	**	**	**	**	**	**						
MDS-Serie 21	**	**							**					
MEDAT-Laborsys										**				
+NIXDORF-Akas..	**	**	**	**	**	**	**	**					**	
OLIVETTI	**	**												**
PHILIPS	**	**	**	**	**	**	**	**						
+RAMOSCHAT-Ikra	**	**	**	**	**	**	**	**						
SIEMENS-Alk						**								
SIEMENS-Idik	**					**	**		**				**	**
TAYLORIX	**	**	**		**			**						

+...nur bzw. vorwiegend autonome Software/Hardware-Lsungen

Welche Firmen nun aus diesen 14 Gebieten bereits Software für die

Krankenhäuser anbieten, geht aus Tabelle 24 hervor. Soweit es die vorhandenen Informationen der Broschüren und die Angaben im Fragebogen ermöglichten, wurden die Softwarehäuser berücksichtigt. 19 Softwarehersteller - nach Alphabet geordnet - konnten in die Tabelle eingehen. Mögliche Änderungen im Angebot der Firmen bzgl. der Zahl der Verfahren oder der Konzeption der Krankenhaus-Software sind bis Ende 1982 erfasst. Unvollständigkeiten im Umfang der angegebenen kommerziellen Software können vorkommen und durch die Art der Umfrage bedingt sein. Dennoch stellt die Tabelle wenigstens ein Angebotsprofil der heutigen Krankenhaus-Software dar. Die Zahlen am Kopf der Tabelle beziehen sich auf die in Definition 11 beschriebenen Anwendungsbereiche.

Wieviele Krankenhäuser wenden die verschiedenen EDV-Verfahren für ihre Betriebe an? In Tabelle 25 sind nur die EDV-Verfahren der Firmen aufgenommen worden, die mit mindestens zwei Referenzen vertreten waren. Ist nur von der KH-Software allgemein die Rede, so konnten keine speziellen Gebiete angegeben werden. Ansonsten sind die übrigen Angaben unter dem Aspekt 'Software von Fremdfirma' zusammengefasst worden.

TABELLE 25

Anzahl der Anwender-Krankenhäuser für kommerzielle EDV-Verfahren

Krankenhaus-Anwender nach Trägern	Anzahl		
Software mit Bedeutung	öff.	gem.	pri.
ADVANA-Inkas: Integriertes KH-System mit Subsystemen	2	-	-
ADV/Orga-Meyer: Modulares KH-System	2	-	-
C.H.F.Müller-Patsys: Patientenverwaltung	14	6	1
-Parade: Online-Datenerfassung	5	4	-
-Labosys: Laborsystem	2	-	-
-Rados: Radiologiesystem	-	1	-
-Numos: Nuklearmed. System	2	2	1
-Phamos: Apothekensystem	4	2	-
-Persys: Personalwesen	-	2	1
COMPU-ORGA/MAI: Modulares KH-System	2	17	-
DATEV-Modulares KH-System	-	3	4
-Anlag: Anlagenbuchhaltung	4	-	-
-Fibu: Finanzbuchhaltung	-	-	1
DDC/LAUFENBERG-Bokis: Integriertes KH-System	8	11	-
IBM-KH-Software	2	7	1
ICL-KH-Software	1	-	-
-Mawi: Materialwirtschaft	6	-	-
KIENZLE-Dodik: Modulares KH-System	10	9	1
KIGST-KIGST-Sys: Integriertes KH-System	10	99	6
-Kidicap: Patienten-&Personalverwaltung	5	136	4
KRUPP-Idik: Integriertes KH-System	76	10	1
MEDAT-Labosys: Laborsystem	-	2	-
NIXDORF-KH-System	2	1	-
-Comet: Finanzbuchhaltung	1	1	2
-Akas: Autonomes KH-System	1	1	1
-Apalos: Apothekensystem	4	-	-
PHILIPS-Klinika: Integriertes KH-System	2	1	2
RAMOSCHAT/HB-Ikra: Integriertes KH-System	3	1	-
SIEMENS-Alk: Apothekensystem	1	2	-
TAYLORIX-KH-Software	-	5	-
-Fib: Finanzbuchhaltung/Abrechnung	2	-	-
-Bik: Kosten-&Leistungsrechnung/Analyse	2	-	-
SOFTWARE von FREMDFIRMA	23	21	11

17.3 EIGENE SOFTWARE-ENTWICKLUNG IM KRANKENHAUS

Neben der Benutzung öffentlich geförderter und kommerziell angebotener Software gibt es noch die eigene Programmentwicklung in den Krankenhäusern.

TABELLE 26

Eigenentwicklungen in 29 Krankenhäusern

Eigene Software-Entwicklung nach Trägern	Anzahl		
	öff.	gem.	pri.
Finanzbuchhaltung	1	1	-
Stationäre Patientenabrechnung	11	1	1
Ambulante Patientenabrechnung	4	2	1
Lohn-Gehalts-Abrechnung	4	1	-
Personalverwaltung	2	-	-
Patientenaufnahme	7	1	-
Patientenverpflegung	1	-	-
Telefonabrechnung	4	1	-
Kostenstellenrechnung	1	1	-
Haushaltsüberwachung	1	-	-
Anlagenbuchhaltung	7	-	-
Lagerbuchhaltung	5	1	1
Materialbuchhaltung	5	-	-
Medizinische Basis-Dokumentation	6	-	-
Eigenentwicklungen in 29 Häusern	59	9	3

Bei 91 Krankenhäusern lag der Ursprung der Software mit 10% der 902 im eigenen Betrieb. 62 gaben nur allgemein an, die Entwicklung eigener Programme durchzuführen. Für die übrigen Häuser sind in Tabelle 26 die Gebiete mit Häufigkeiten angegeben, für die eigene Programme erstellt wurden.

17.4 SOFTWARE-EINSATZ NACH BUNDESLAENDERN

Die Software-Angebote und -Anwendungen sind bisher vorgestellt worden. Der Ursprung verwendeter Software unterteilte sich dabei in drei Kategorien:

- Bund-Länder-Software (BULASW)
- Kommerzielle Software (KOMSW)
- Eigene entwickelte Software (EIGENESW).

Die Krankenhäuser haben in unterschiedlicher Weise von den Softwareprodukten Gebrauch gemacht. Eine Strukturanalyse sollte aufzeigen, wieviele Krankenhäuser die angegebenen Softwarearten jeweils verwenden. Insgesamt 746 Krankenhäuser haben zur Frage nach der Software Stellung genommen.

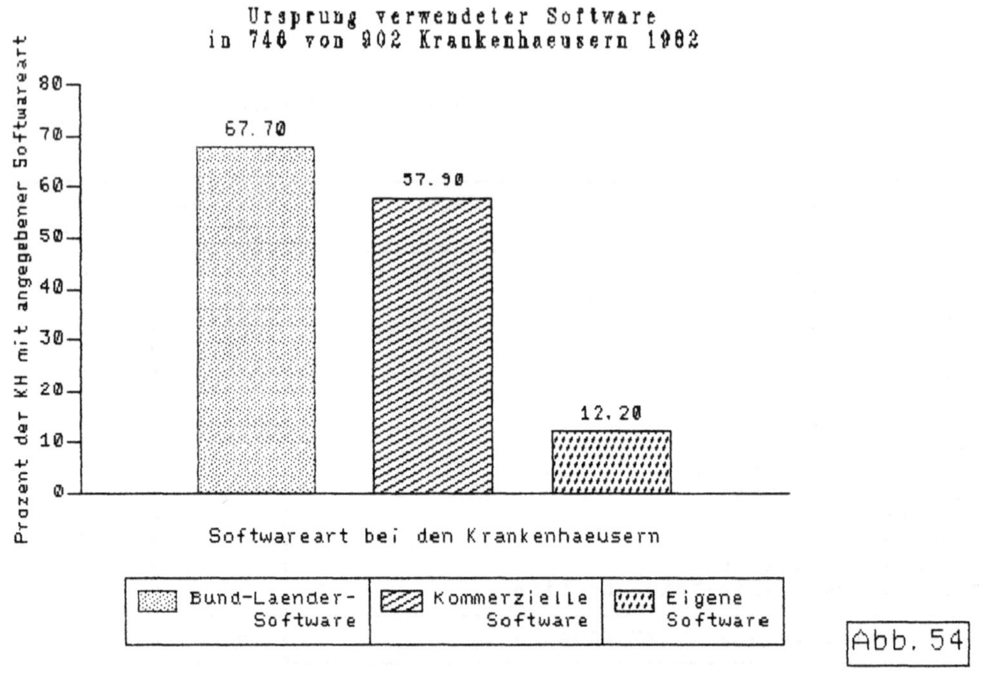

Abbildung 54: Ursprung verwendeter Software 1982

Auf diese Häuser beziehen sich die relativen Werte der Softwarearten in Abb. 54. Erwartungsgemäss dominieren natürlich die Bund/Länder- und die kommerziellen Verfahren gegenüber den eigenen Programmentwicklungen.

In eine Strukturanalyse konnten weiter 742 Häuser eingehen, um den Ursprung der verwendeten Software nach den Bundesländern im Jahre 1982 darzustellen. So lassen sich in Abb. 55 erhebliche Unterschiede zwischen den Bundesländern feststellen. Die relativen Werte beziehen sich in der Darstellung auf die Summe der Aktivitäten in den Softwarearten, d.h. die Summe erhöht sich um 1, wenn ein Krankenhaus in nur einer Softwareart, um 2, wenn es in zwei Arten und um 3, wenn es in allen Arten engagiert ist. Hamburg und Bayern setzten mit jeweils weit über 60% vorwiegend Bund/Länder-Verfahren in ihren Krankenhäusern ein. Dagegen sind in den Berliner Häusern zu 60% kommerzielle EDV-Verfahren eingeführt worden. Besonders geringe Eigenentwicklungen sind in Rheinland-Pfalz und Schleswig-Holstein zu registrieren, während in Baden-Württemberg die häufigsten Eigeninitiativen anzutreffen sind.

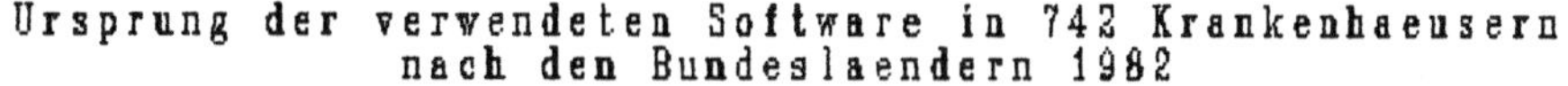

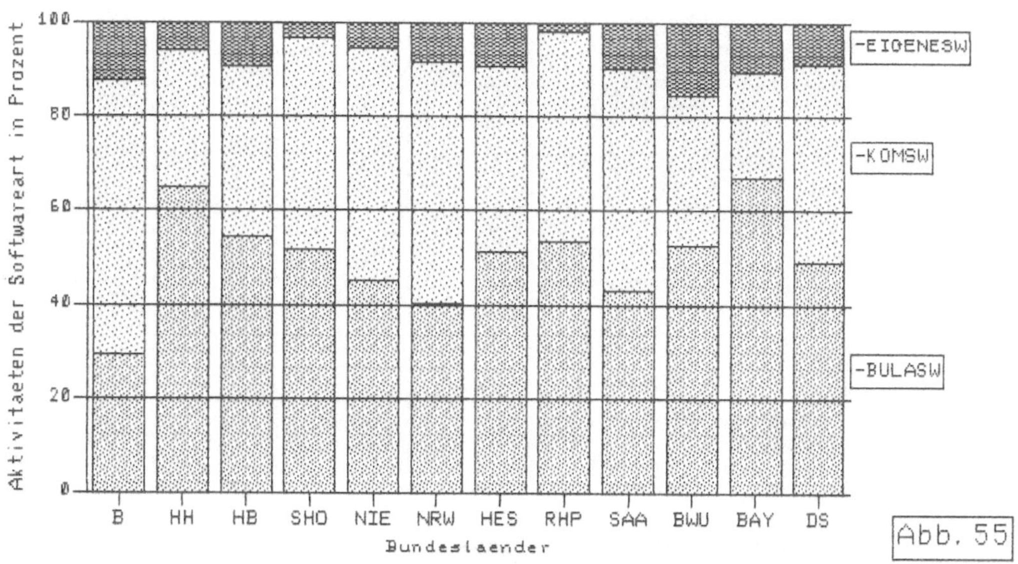

Abbildung 55: Ursprung der verwendeten Software nach den Bundesländern 1982

17.5 STRUKTURELLER SOFTWARE-EINSATZ

Es ist in den vorigen Abschnitten schon davon gesprochen worden, dass sich die Krankenhäuser nicht nur auf eine Softwareart festgelegt haben. Bei den Analysen hinsichtlich der Kombinationen von Softwarearten sind alle denkbaren 7 Möglichkeiten auch ausgeschöpft worden.

Die Analyse erbrachte eine Gesamtstruktur der Verwendung der Softwarearten, die in Abb. 56 festgehalten ist. In dieser Struktur der nach Ursprüngen verwendeter Software aufgeteilten 746 Häuser bilden sich drei Gruppen (Gruppe 1, 2, 5) mit besonders hohen Häufigkeiten heraus. 34% der Krankenhäuser, mehr als ein Drittel, sind demnach nur mit Bund/Länder-Software im Krankenhaus befasst. Die Gruppe 2 mit Bund/Länder- und kommerziellen Verfahren weist einen Anteil von 29% auf. Gruppe 5, ausschliesslich kommerzielle Software, trifft für ein Viertel der Krankenhäuser zu. Bemerkenswert erscheint noch die Gruppe 7, die anzeigt, dass 40 Krankenhäuser nur mit eigenen Software-Verfahren ihren EDV-Einsatz eingerichtet haben.

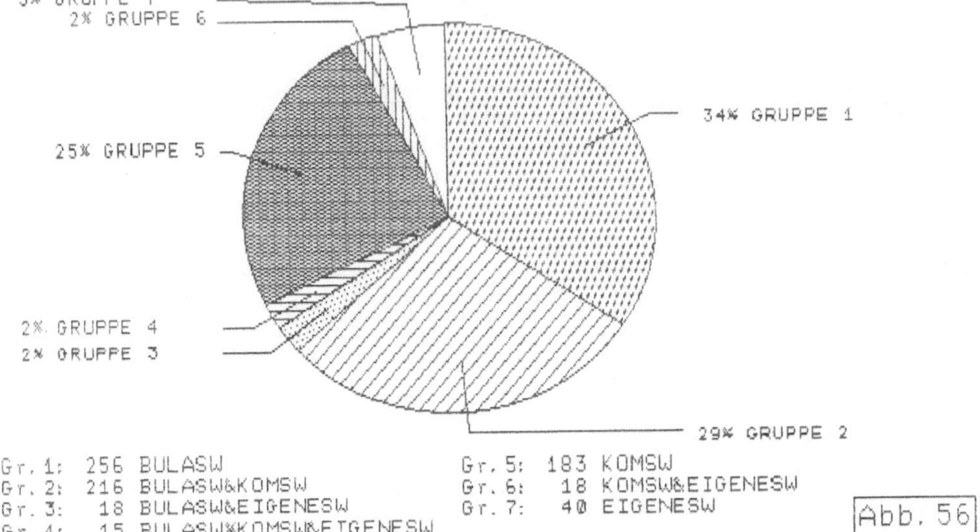

Abbildung 56: Kombinationen des Einsatzes der verwendeten Software

17.6 SOFTWARE-EINSATZ BEI GROSSKRANKENHAEUSERN

Diese allgemeinen Ergebnisse werden in diesem Abschnitt mit der Situation in 46 Grosskrankenhäusern mit mindestens 800 Betten und 10 Fachabteilungen verglichen. Zwei weitere Häuser dieser Kategorie gaben keine Antwort.

Mit deutlich höherem Anteil eigener Entwicklungen in 37.5% der 46 Häuser lässt sich die Situation in Abb. 57 gegenüber der in Abb. 54 beschreiben. Die Anteile der beiden anderen Softwarearten liegen zwar beide niedriger als im allgemeinen, sie stehen aber weiterhin im gleichen Verhältnis zueinander. Insgesamt könnte dies bedeuten, dass die Grosskrankenhäuser einerseits der angebotenen Software weniger bedürfen bzw. dass diese ihre Anforderungen nicht erfüllt. Andererseits könnte es aber auch bedeuten, dass sie sich von einer eigenen Lösung eine bessere Berücksichtung der eigenen Bedürfnisse erhoffen.

Die Analyse der möglichen Software-Kombination führt zu dem in Abb. 58 wiedergegebenen Ergebnis. Es zeigen sich beachtliche Verschiebungen der 7 nach den Ursprüngen strukturierten Gruppen in Abb. 58 gegenüber Abb. 56 Die Gruppe 1 fällt auf 26% zurück. Gruppe 2 erreicht nur noch 15%. Gruppe 3 ist um 13% auf 15% angewachsen und auch Gruppe 4 nimmt mit 9% einen um 7% grösseren Anteil ein. Gruppe 5 ist mit knapp 20% um 5% niedriger vertreten, während Gruppe 6 auf 9% stieg und Gruppe 7 bei jetzt 6% liegt. Zunahmen sind in all jenen Gruppen aufgetreten, in der auch eigene Softwareentwicklungen vorkamen. Dies ist ein deutlicher In-

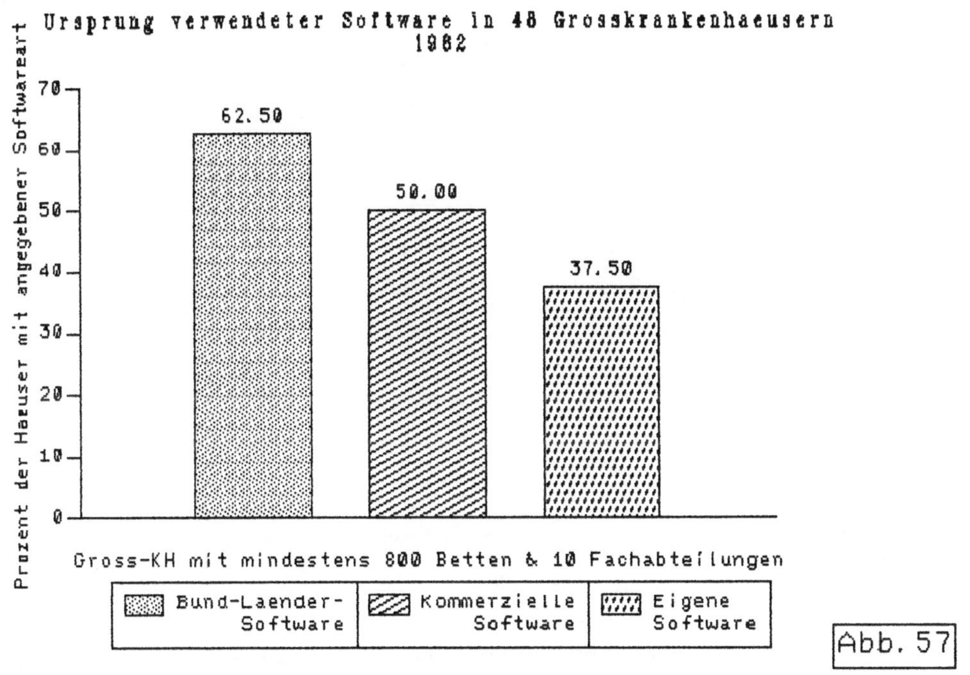

Abbildung 57: Ursprung verwendeter Software in Grosskrankenhäusern 1982

dikator dafür, dass Grosskrankenhäuser sehr viel Wert auf die Entwicklung eigener Programme legen in der Hoffnung, für ihren Grossbetrieb die geeignetere Problemlösung zu schaffen. Es ist eine andere Frage, ob dies tatsächlich erreicht wird. Die eigene Erfahrung an der Medizinischen Hochschule Hannover zeigt, dass tatsächlich bei z.B. der Benutzung der Bund/Länder-Software Probleme hinsichtlich der Daten- und z.B. Kostenmengen sowie der Strukturierungen der Datenwiedergabe aufgetreten sind, da spezifische Probleme von Lehrkrankenhäusern der Maximalversorgung nicht berücksichtigt worden waren, was bei der generellen Zielpopulation der Software ja auch nicht in allen Umfängen erwartet werden konnte.

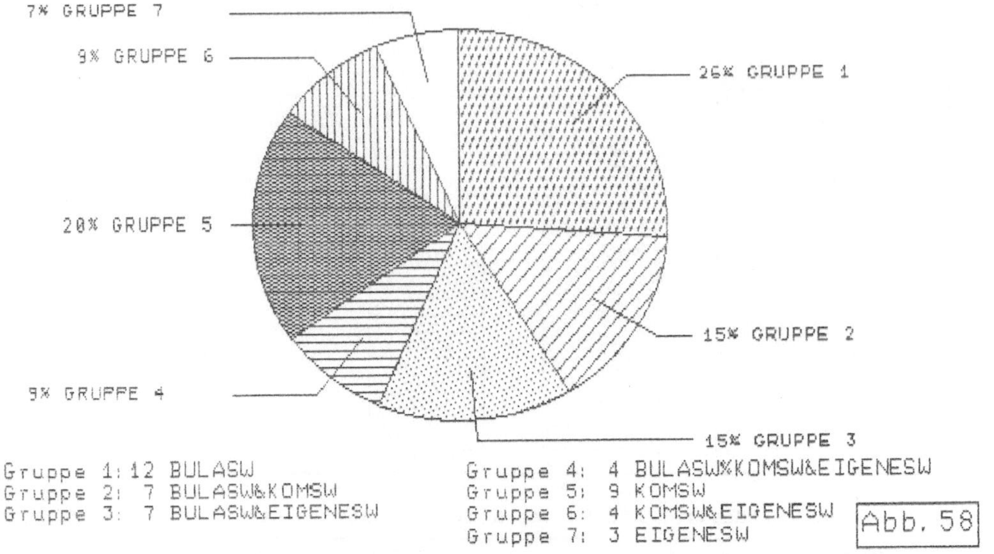

Abbildung 58: Kombinationen der verwendeten Software in Grosskrankenhäusern

17.7 STRUKTURMERKMALE UND HERKUNFT DER SOFTWARE

Zuletzt sollen einige Angaben darüber gemacht werden, wie sich die Strukturmerkmale der Krankenhäuser im Hinblick auf den Ursprung der Software verteilen. Das Engagement ist in den verschiedenen Klassen der Häuser unterschiedlich ausgerichtet.

TABELLE 27

Typ- und Trägerverteilung der KH mit EDV-Einsatz (902) und derjenigen mit Angaben über Softwareherkunft (746)

Krankenhaustyp	902	746	Trägergruppe	902	746
Akut-KH:	582	534	öffentlich:	441	395
Fach-KH:	104	73	gemeinnützig:	353	305
Sonder-KH:	216	139	privat:	108	46

Allerdings wird darauf verwiesen, dass die 746 beteiligten Krankenhäuser in den Merkmalen etwas anders verteilt sind als die 902 mit EDV. Die relativen Angaben beziehen sich jetzt auf die tatsächlich validen 746 Häuser.

Unter den 505 Häusern mit Anwendungen von Bund/Länder-Verfahren (s. auch Abb. 53) sind 405 (von insgesamt 534) Akut-Krankenhäuser. Dieser Anteil liegt damit bei 76%, während die Fach- und Sonder-Krankenhäuser (vgl. Tabelle 27) zu 52% und 45% Bund/Länder-Software verwenden.

Hinsichtlich der Bettenklassen ist festzustellen, dass mit steigender Zahl der Bettenkapazität der Anteil an Bund/Länder-Verfahren zunimmt.

Im Hinblick auf die Träger der Krankenhäuser ist die Haltung unterschiedlich. 80% der Häuser der öffentlichen Hand setzen Bund/Länder-Verfahren ein und 60% der gemeinnützigen Häuser bedienen sich dieser Verfahren. Nur 13% der Privatkrankenhäuser (6 von 46) machen von diesen Softwareprodukten Gebrauch.

In 485 von 505 Krankenhäusern wird FINK eingesetzt, das somit zum dominierenden Verfahren innerhalb der Bund/Länder-Software wird. Aber hinsichtlich des Einsatzes von FINK herrschen in den Ländern unterschiedliche Interessen. In Berlin sind nur 18% mit FINK ausgerüstet. In Schleswig-Holstein sind es aber 44%. In Hamburg, Nordrhein-Westfalen, Hessen, Baden-Württemberg und Bayern wenden jeweils inzwischen 50 und 59% der Häuser das FINK-Paket an. Die übrigen Länder Bremen, Niedersachsen, Rheinland-Pfalz und Saarland setzen mit 60% und mehr das Software-Paket in ihren Häusern ein.

Bei den Anwendern kommerzieller Software werden bereits andere Interessenlagen konstatiert. In 52.6% wird sie bei den Akut-Krankenhäusern angewendet, während die Fach- und Sonder-Krankenhäuser mit 76% und 64% ein erhöhtes Interesse zeigen.

Bei den Krankenhausträgern zeigen sich deutliche Unterschiede hinsichtlich der Herkunft der Software. Gerade noch 38% der Häuser in öffentlicher Hand haben kommerzielle Produkte für ihre Häuser erworben. Aber 82% der gemeinnützigen Krankenhäuser sind mit kommerziellen Produkten ausgestattet. Bei den privaten Trägern sind es noch 64% der 46 berücksichtigten Häuser.

Auch bei den Ländern zeigt sich ein uneinheitliches Bild. Die Länder Niedersachsen, Nordrhein-Westfalen, Rheinland-Pfalz und Saarland liegen mit den Anteilen ihrer Häuser an kommerzieller Software von 73, 66, 56, und 67% weit über den anderen Ländern. So betragen die Anteile der mit industrieller Software ausgerüsteten Häuser 50% in Berlin, 29% in Hamburg, 40% in Bremen, 39% in Schleswig-Holstein, 42% in Hessen, 34% in Baden-Württemberg und 20% in Bayern. Der von Abb. 55 abweichende Akzent dieser Prozente rührt daher, dass hier die Anteile der Krankenhäuser und dort die Aktivitäten selbst verglichen wurden.

Ein Blick auf die Eigeninitiativen im Software-Design zeigt neuerlich das unterschiedliche Interesse in den Krankenhäusern. Während hier die Akut- mit 8% und die Fach-Krankenhäuser mit 10% in der eigenen Programmentwicklung aktiv geworden sind, zeigen die Sonder-Krankenhäuser mit 27% ein deutlich höheres Engagement.

Bei der Unterteilung der Häuser nach Trägern zeigt sich bei den privaten mit 37% der Krankenhäuser ein sehr viel grösseres Interesse an Eigenentwicklungen, die bei den öffentlich und gemeinnützig getragenen Häusern mit 12 und 8% recht gering ausfallen.

Aufgrund der geringen Häufigkeiten ist in relativen Angaben bzgl. der Länder keine verlässliche Aussage mehr gewährleistet. Aber die 91 mit Eigenentwicklungen befassten Krankenhäuser verteilen sich keinesfalls gleichmässig. Ein besonders ausgeprägtes Interesse an Eigenentwicklungen scheint demnach mit 24, 26 und 15 Häusern in Nordrhein-Westfalen, Baden-Württemberg und Bayern vorzuherrschen. Mit diesen 65 Häusern sind dann bereits 72% berücksichtigt. Aus diesen Beobachtungen scheint der Schluss berechtigt, dass das 'Marktverhalten' bisher Pluralität zeigt. Bundeseinheitliche Lösungen haben also, trotz Bevorzugungen in gewissen Ländern, nicht zu einer überzeugenden und einheitlichen Entwicklung geführt. Dies könnte darin begründet sein, dass sie suboptimale Lösungen darstellen.

Kapitel 18

ERFAHRUNGEN BEIM EINSATZ DER EDV

Jedes neue technologische Konzept schafft Probleme bei der Einführung in ein bestehendes System. Gleichzeitig sind die Planer ihrer Konzepte aber dadurch gerechtfertigt, mit der neuen Technik bestehende Probleme zu lösen.

In einer konkreten Frage wurden daher die Krankenhäuser, die mindestens 2 Jahre EDV-Einsatzerfahrung haben, gebeten, in Stichworten kurz die Probleme und Schwierigkeiten, aber auch die Verbesserungen festzuhalten, die bei dem Einsatz der EDV beobachtet wurden.

Da 529 Krankenhäuser diese Frage beantwortet haben, liegt zumindest in der Grössenordnung von ungefähr 50-60% der 902 Häuser fest, dass sie die EDV bereits über 2 Jahre in ihren Krankenhäusern einsetzen. Dagegen haben die übrigen Krankenhäuser erst seit Beginn der achtziger Jahre mit der Entscheidung für die EDV neue Wege beschritten.

Die an diese Frage geknüpfte Bedingung des zweijährigen Einsatzes sollte sicherstellen, dass nicht irgendwelche Anfangsschwierigkeiten und Startprobleme bei der EDV-Einführung das eigentliche Bild zu stark überlagern.

18.1 MOTIVATIONEN UND VERBESSERUNGEN BEIM EDV-EINSATZ

460 Häuser haben speziell zu den Fragen nach Verbesserungen bzw. ausgeräumten Problemen, die ja auch Motivationscharakter haben, zahlreiche unterschiedlich nuancierte Antworten gegeben. Dazu wurden mit Sorgfalt und Aufwand aus mehreren 100 Antworten 17 Kategorien definiert, auf die annähernd alle Antworten abgebildet werden konnten.

In Tab. 28 sind die Kategorien und ihre Bedeutungen beschrieben. Sie sind so aufzufassen, dass es in den 17 Aspekten vor Einführung der EDV noch beachtliche Probleme gegeben hat, die nun weitgehend ausgeräumt worden sind. Zusätzlich ist die Zahl der Nennungen eingetragen, die den Rang jeder Kategorie festlegte. Die Verbesserungen in Teilsystemen würden nach konkreter Bestimmung grösstenteils den übrigen Kategorien zugeordnet werden können.

Aus dem hohen Rang für den Informationsbedarf und die Transparenz lässt sich schliessen, dass ein Bedarf an zusätzlichen und übersichtlichen Informationen vor EDV-Einführung bestand, aber nicht erfüllt werden konnte. Rationalisierung zur Entlastung des Personals ist in jedem Fall ein wünschenswertes Ziel, das allerdings wegen möglicher Personaleinsparungen problembelastet ist.

Doch bedeutet hier Personaleinsparung vornehmlich, dass kein neues Personal für die Arbeitsbewältigung eingestellt werden musste. Wie auch in anderen Branchen ist durch EDV-Einführung mit einer spürbaren Kosteneinsparung in der Regel nicht zu rechnen, was die wenigen 23 positiven Antworten dokumentieren.

TABELLE 28

Rangfolge der Verbesserungen bei dem EDV-Einsatz

Rang	Verbesserung/Ausgeräumtes Problem	Anzahl
1.	Spezielle Verbesserungen in Teilsystemen(z.B. Pat.Info, Bilanz, Statistiken, Abrechnungen, etc.)	155
2.	Informationsbedarf u. Transparenz (Aussagefähigkeit)	153
3.	Rationalisierung (Arbeits-/Personalentlastung)	126
4.	Datenzugriff und -verfügbarkeit (Geschwindigkeitsproblem generell)	125
5.	Massendatenbewältigung	113
6.	Personaleinsparung	65
7.	Allgemeine Zeitaktualität (immer auf neuestem Stand, realtime)	55
8.	Gesunkene Fehlerhäufigkeit und -entstehung (bei Datenerfassung, -eingabe, -verarbeitung)	33
9.	Planungs- u. Entscheidungsunterstützung	26
10.	Wirtschaftlichkeit (Kosteneinsparung)	23
11.	Einhaltung der gesetzlichen Auflagen (durch EDV erst lösbar geworden)	23
12.	Vermeidung der Mehrfacherfassung (Integriertes DV-System)	22
13.	Kontrollmöglichkeiten u. Vergleich (mit anderen Krankenhäusern)	18
14.	Datensicherheit und Datenschutz	7
15.	Liquiditätszunahme	5
16.	Kooperation mit RZ (für Administration besser)	5
17.	Eindeutigkeit zur Identifizierung der Daten (z.B. Labor)	1

Die Ränge 9 und 11 bis 13 werden zukünftig sicherlich noch an Bedeutung hinzugewinnen. Die Fehlerhäufigkeit wird u.a. auch deshalb abnehmen, weil in integrierten Krankenhausinformationssystemen ein Datum nur einmal erfasst wird und dann allen Bereichen für die weitere Verarbeitung zur Verfügung steht.

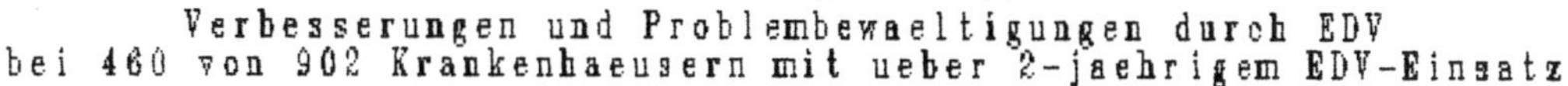

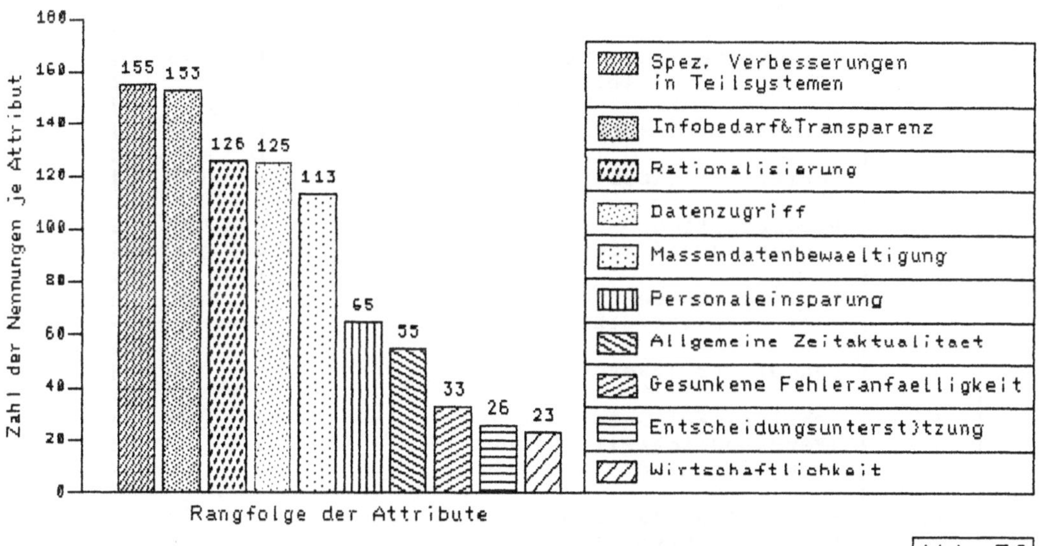

Abbildung 59: Verbesserungen durch EDV bei 460 von 902 Krankenhäusern mit über 2-jährigem EDV-Einsatz

Interessant ist Rang 16, der darauf hinweisen soll, dass die zu stellenden Forderungen und Mahnungen schneller abgewickelt werden können mit dem Erfolg, die Wirtschaftlichkeit des Krankenhauses zu steigern. Abb. 59 stellt die wichtigsten Verbesserungen graphisch dar.

18.2 ENTSTANDENE PROBLEME UND MAENGEL BEIM EDV-EINSATZ

Hier konnten 479 Krankenhäuser mit wieder zahlreichen und differenzierten Antworten berücksichtigt werden. Aus den Angaben wurden insgesamt 27 Kategorien gebildet, die teilweise entgegengesetzte Entwicklungen aufzeigen zu den Krankenhäusern mit den positiven Erfahrungen.

Die Tabellen 29 und 30 (Fortsetzung) stellen in der Rangfolge und den zugehörigen Häufigkeiten die Kategorien und ihre Bedeutungen dar.

Mit deutlichem Abstand auf Rang 1 stehen die Häuser, bei denen letztendlich keine besonderen Probleme durch die EDV entstanden sind. Trotzdem sollten die angegebenen Probleme nicht gering eingeschätzt werden.

TABELLE 29

Rangfolge der entstandenen Probleme

Rang	Entstandene Probleme/Schwierigkeiten	Anzahl
1.	Keine Probleme entstanden	133
2.	Zeitliche Abhängigkeit (RZ-Termine)	86
3.	Organisatorische Umstellung (Struktur und Ablauf)	48
4.	Datenzugriff (Verzögerung)	47
5.	Papierflut (Archivprobleme)	38
6.	Programmpflege (Änderung und Flexibilität)	37
7.	Fehlerdiagnose und Wartung (bei Hardware/Software-Ausfall)	36
8.	Mängel der Anwendersoftware	30
9.	Schwierigkeitsgrad der EDV (Verständlichkeit, Umsetzung, Komplexität des Systeme)	27
10.	Beschaffung und Einsatztauglichkeit qualifizierten Personals	27
11.	Zusätzlicher Arbeitsaufwand	25
12.	Anpassung der und Interdependenzen durch Bund-Länder-SW/Schnittstelle	22
13.	Personalschulung	22
14.	Fehlerkontrolle und -korrektur der Daten (nach Erfassung)	22

Zeitliche Abhängigkeiten von Vertragspartnern schaffen auch in einem Dienstleistungs- und Versorgungsbetrieb Belastungen, die an bestimmten Stellen zu Engpässen führen können. Durch die Einbettung von EDV-Verfahren in bestehende Systeme wird stets in einen organisatorischen Ablauf eingegriffen, wird der Arbeitsrhythmus und der zeitliche Ablauf determiniert /32/. Von daher stellt sich zwar immer das Problem der strukturellen und organisatorischen Umstellung des Ablaufes bei EDV-Einführung, dennoch können geeignete Massnahmen und Einführungsstrategien diese Schwierigkeiten verringern. Ein sorgfältig ausgearbeiteter Vertrag mit den Hardware- und Softwarefirmen, insbesondere auch über Einführung und Schulung sowie Serviceleistungen, ist dabei der erste Schritt, um die Probleme besser zu beherrschen. Auf der anderen Seite kann man z.B. in den Vereinigten Staaten sehen, dass sich Beratungsunternehmen bilden, welche solche Einführungen und Anpassungen vornehmen.

TABELLE 30

Fortsetzung der Tabelle 29: Rangfolge der entstandenen Probleme

Rang	Entstandene Probleme/Schwierigkeiten	Anzahl
15.	Koordinationsprobleme im Krankenhaus (Abgrenzung der Verantwortungsbereiche)	22
16.	Gestiegene Kosten (unwirtschaftlich)	20
17.	Informationsüberangebot ('Info-Ballast', Selektivprobleme)	19
18.	Zusätzlicher Personaleinsatz	18
19.	Motivations- und Akzeptanzprobleme (für die EDV)	18
20.	Fehlender Online-Zugriff auf Daten	12
21.	Umstellungsprobleme (besonders bei älteren Mitarbeitern)	9
22.	Menschliche/Soziale Probleme (Arbeitsplatz-Angst)	6
23.	Gesunkene Eigeninitiative und Eigenverantwortung bei leitenden Mitarbeitern	5
24.	Datensicherheit und -schutz	4
25.	Kapazitätsprobleme (Speicherbedarf)	3
26.	Trend zur Spezialisierung (im EDV-Bereich)	2
27.	Probleme bei der Auswahl von Hardware und Software	1

Mangelnder Datenzugriff mit der Folge von Zeitverzögerungen liesse sich wohl allenfalls durch Änderungen im EDV-Konzept erreichen, ansonsten kann ein solcher Mangel auch durch Einbeziehung in den täglichen Ablauf zumindest in der Zeit minimiert werden. Probleme sind aber sicher bei nicht im Hause erfolgender Verarbeitung und ohne Direktverbindung möglich.

Die Papierflut wird im Umgang mit Rechenanlagen auch zukünftig ein Problem bleiben, es sei denn, man entwickelt mehr Verständnis für einen selektiven Umgang mit der Fülle der Informationen.

Die angeführten Probleme der Fehlerdiagnose und Wartung bei Ausfall von Hardware oder Software lassen sich grösstenteils durch allerdings kostenaufwendige, Wartungsverträge mit den Firmen einschränken.

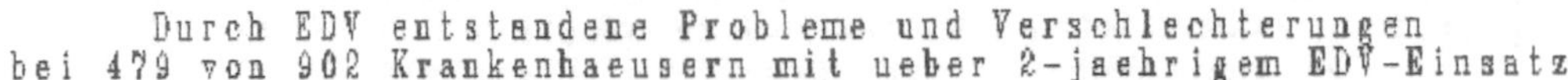

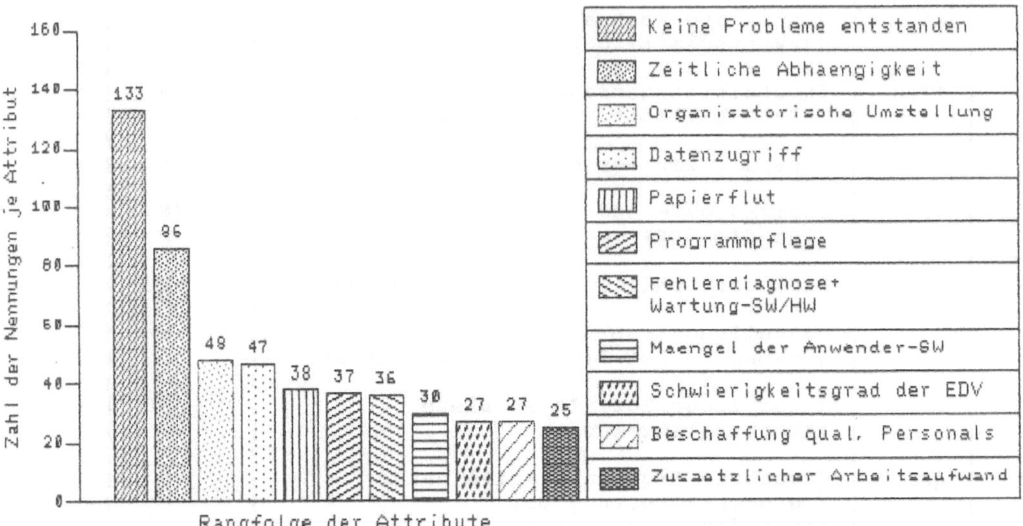

Abbildung 60: **Durch EDV entstandene Probleme bei 479 von 902 Krankenhäusern mit über 2-jährigem EDV-Einsatz**

Schwierigkeitsgrad der EDV und qualifizierte Personalbeschaffung hängen insoweit zusammen, als Schulungen und Weiterbildungen zu einem besseren Verständnis der komplexen EDV-Systeme führen würden. Die Folge davon wäre auch eine Steigerung der Motivation und Akzeptanz der EDV im Krankenhaus mit möglicherweise reduzierten Fehlern bei der Dateneingabe oder -zulieferung.

Zur letzten Problemkategorie wurde in den vorhergehenden Kapiteln versucht, einige Grundkonzepte zu schildern und das Angebot an Krankenhaussoftware übersichtlicher zu machen.

In Abb. 60 sind die häufigsten Nennungen der Probleme noch einmal übersichtlich wiedergegeben.

18.3 PROBLEME, VERBESSERUNGEN UND RZ-EINSATZ

Über 50% der EDV einsetzenden Krankenhäuser haben ihre positiven und negativen Erfahrungen mitgeteilt. Wo die einen Verbesserungen feststellten, haben andere Häuser hinsichtlich des gleichen Merkmals (z.B. Datenzugriff) von Verschlechterungen gesprochen.

Es stellte sich die Frage, wie oben diskutiert, ob diese Angaben in einem Zusammenhang zum Einsatz in den Partner-Rechenzentren stehen oder anderen Faktoren unterworfen sind. Dabei wird nur in internes (eigenes RZ) und externes (ausser Haus) Rechenzentrum unterschieden. Mehrfachantworten gingen hier zugunsten des eigenen RZ.

In einer ersten Untersuchung wurden die beiden positiven Attribute der Verbesserungen

- Datenzugriff und -verfügbarkeit und

- Allgemeine Zeitaktualität

im Hinblick auf die RZ-Aktivitäten verglichen. Von den 201 Häusern mit eigenem RZ haben 105 und von den 682 mit externem RZ haben 347 Häuser zur Frage der ausgeräumten Probleme Stellung genommen. Das Ergebnis zeigt zumindest in den relativen Werten, dass sich die Verbesserungen bei den Krankenhäusern mit eigenem Rechenzentrum stärker bemerkbar gemacht haben. Bei 34.1% der Häuser mit internem RZ hat sich der Datenzugriff und die Verfügbarkeit der Daten merklich positiver entwickelt gegenüber 24.5% mit externen RZ-Einsätzen. Die allgemeine Zeitaktualität liegt hier bei 10.1% und dort bei 18.1%. Der Anteil für die Häuser mit eigenem RZ ist zwar fast doppelt so hoch wie der erstgenannte, aber er liegt doch recht niedrig angesichts der Forderung an die Datenverarbeitung, möglichst aktuelle Daten bereitzustellen. Vielleicht werden auch bei eigenem RZ höhere Ansprüche gestellt.

Die zweite Vergleichsuntersuchung wurde mit den negativen Kategorien der entstandenen Probleme

- Zeitliche Abhängigkeit

- Datenzugriff (generell und online)

- Organisatorische Umstellung

- EDV-Schwierigkeitsgrad

- Arbeitsaufwand

durchgeführt, um die Zusammenhänge zum RZ-Einsatz in der Tendenz sichtbar zu machen.

Von den Häusern mit eigenem RZ antworteten zu den negativen Erfahrungen 101, und von denen mit externem RZ 368 Häuser. Davon gaben aus der ersten Gruppe 31.7% der Häuser und aus der zweiten 27.2% an, dass sich mit der EDV in ihrem Krankenhaus keine besonderen Probleme eingestellt haben. Diejenigen Krankenhäuser, bei denen die EDV auch Probleme gebracht hat, verhalten sich unterschiedlich in den beiden Gruppen: internes und externes RZ. Von dem Nachteil zeitlicher Abhängigkeit sprechen knapp 5% der Häuser mit eigenem RZ, aber fast 22% der mit Partner-Rechenzentren. Den mangelnden Datenzugriff (auch online) beklagen 5.9% mit eigenem RZ und 13.6% mit Benutzung eines Fremd-Rechenzentrums. Diese Ergebnisse dürften den Erwartungen entsprechen.

Der Schwierigkeitsgrad der EDV als umfassendes und komplexes System wurde in beiden Gruppen nahezu gleichauf festgestellt.

Bei der organisatorischen Umstellung und dem Arbeitsmehraufwand vertauschten die jeweiligen Gruppen die Positionen. Bei knapp 14% der Häuser mit eigenem Rechenzentrum traten Probleme bei der Umstellung auf neue Abläufe und Strukturen stärker auf als bei denen mit externem RZ mit nur 8.7%. Dieses Ergebnis ist einsichtig, wenn es sich so verhält, dass autonome EDV-Lösungen von den Krankenhäusern insgesamt tiefergreifende organisatorische und strukturelle Umstellungen erfordern.

In ähnlicher Weise ist das Ergebnis beim Arbeitsmehraufwand zu verstehen, da knapp 8% der Betriebe mit eigenem RZ und nur 4.3% der anderen Gruppe dieses Problem nannten. Auch hier liegt es nahe, dass der umfassendere EDV-Einsatz durch ein autonomes Konzept mehr Arbeit und Zeit im Krankenhaus erfordert. Das soll aber nicht heissen, dass der Arbeitaufwand generell grösser ist. Der Ort, wo die Arbeit ausgeführt werden muss, ist bei den verschiedenen EDV-Konzepten nur unterschiedlich lokalisiert.

TABELLE 31

Zusammenhänge zwischen EDV-Erfahrungen und Einsätzen in Rechenzentren

Verbesserungen bezogen auf	Internes RZ 105 KH		Externes RZ 347 KH	
Datenzugriff	36	34.3%	85	24.5%
Allgemeine Zeitaktualität	19	18.1%	35	10.1%
Verschlechterungen bezogen auf	**Internes RZ 101 KH**		**Externes RZ 368 KH**	
Zeitliche Abhängigkeit	5	5.0%	80	21.7%
Datenzugriff	6	5.9%	50	13.6%
Organisatorische Umstellung	14	13.9%	32	8.7%
Arbeitsmehraufwand	8	7.9%	16	4.3%
EDV-Schwierigkeitsgrad	5	5.0%	18	4.9%
Keine Probleme entstanden	32	31.7%	100	27.2%

In Tab. 31 werden die Ergebnisse nochmals im Überblick vorgestellt. Insgesamt scheint der Schluss berechtigt, dass Leistungen externer Rechenzentren meist so angelegt sind, dass sie strukturelle Umwandlungen vermeiden, dass aber andererseits eigene Rechenzentren den Bedürfnissen des Managements mehr entgegenkommen.

Kapitel 19

PLANUNGEN DER HAEUSER OHNE GEGENWAERTIGEN EDV-EINSATZ

Nachfolgend sollen die Planungsabsichten getrennt für diejenigen Häuser untersucht werden, welche in unmittelbarer oder fernerer Zukunft EDV einzusetzen gedenken und jene, die eine entsprechende Planungsabsicht verneinen.

19.1 ERSTEINSATZ DER EDV IN KRANKENHAEUSERN

172 Krankenhäuser von 1074 setzen z.Zt. die EDV nicht ein, gaben aber im letzten Teil des Fragebogens ihre Planungsabsichten an. 61 Krankenhäuser (35.4% von 172) planen den EDV-Einsatz im laufenden Jahrzehnt, d.h. 38 bis 1985 und 23 zu einem späteren Zeitpunkt.

In der folgenden Auswertung werden die Ergebnisse vorgestellt, die darüber Aufschluss geben, welches EDV-Konzept geplant ist und wo die EDV zum Einsatz kommen soll.

19.1.1 EDV-Planung bis 1985

36 der 38 planenden Häuser beantworteten die entsprechenden Fragen.

50% der planenden Häuser wollen bis 1985 eine eigene EDV-Anlage in ihrem Krankenhaus einführen. Letztendlich wird es eine Entscheidung für eine autonome Lösung bedeuten, wenn nicht sogar eine umfassende RZ-Lösung. Mit 11 Häusern entscheiden sich 28.6% für die Zusammenarbeit mit einem Partner und benutzen dessen Anlage. 13.2% planen die Benutzung einer eigenen und einer Fremdanlage, was auf die Einführung eines Rechnerverbundes schliessen lässt bzw. auf die Verbindung eines Vorrechners im Krankenhaus über Datenfernübertragung mit einem Grossrechner ausser Haus.

Die Planungsabsichten für die Einsatzbereiche spiegeln das Bild wieder, das sich auch schon in den früheren Analysen der Häuser mit EDV gezeigt hat. 92.1% (35) der Häuser planen die EDV für die Verwaltung (Patienten/Personal) und 86.8% für die Finanzbuchhaltung. Damit nehmen beide Bereiche auch in naher Zukunft die dominierende Stellung bei der EDV-Einführung ein.

Über die übrigen Bereiche gibt Tab. 32 Auskunft (zusammenfassende Übersicht siehe auch Tabelle 33).

Hinsichtlich der Länderverteilung zeigt sich, dass die 19 Häuser mit Planungen in den medizinischen und pflegerischen Bereichen (Patient care) zu knapp 58% in Bayern und Baden-Württemberg liegen.

TABELLE 32

Planungsabsichten bei 36 von 38 Häusern, die einen EDV-Einsatz vorsehen

Anwendungsbereich	Anzahl	Prozent (von 38)
allg. und Pat.Verwaltung	35	92.1%
Finanzbuchhaltung	33	86.8%
Versorgung	11	28.9%
Organisation	15	39.5%
Pflege und Diagnostik	6	15.8
Behandlung	7	18.4%
Forschung u. Ausbildung	1	2.6%

19.1.2 EDV-Planungen nach 1985

Alle 23 planenden Häuser beantworteten die Frage, ob es schon konkrete Pläne für den späteren EDV-Einsatz gibt. Bei 4 Häusern sind sie vorhanden, während 17 noch über keine bestimmten Vorstellungen des Einsatzes der EDV für ihre Häuser verfügen. Dennoch gaben einige zusätzlich an, wo und mit welcher Hardware die EDV dann im Schwerpunkt verwendet werden soll.

Jeweils 13% gaben an, eine eigene Anlage, eine Fremdanlage bzw. eine Kombination für den Fall der EDV-Einführung in ihren Häusern vorzusehen.

Von den 11 Häusern, die Angaben zu den Bereichen machten, sind die dominierenden Bereiche für 9 und 11 Häuser die Verwaltung und die Finanzbuchhaltung. Die weiteren Einsatzbereiche treten mit wesentlich geringeren Häufigkeiten auf.

Tabelle 33 stellt die Planungsabsichten für 61 Häuser dar, die EDV bis bzw. nach 1985 einführen wollen. Relative Werte beziehen sich auf die Summe der Häuser jeder Kategorie.

TABELLE 33

Planungsabsichten bei 61 Häusern mit Ersteinsatz der EDV bis und nach 1985

Planungszeitraum	bis 1985		nach 1985	
Planungsabsichten	38 Häuser		23 Häuser	
Hardware	% der KH		% der KH	
Eigene EDV-Anlage	19	50.0%	3	13.0%
Fremdanlage	11	28.9%	3	13.0%
Eigene + fremde Anlage	5	13.2%	3	13.0%
Ohne Angaben	3	7.9%	14	61.0%
Software	% der KH		% der KH	
Verwaltungsbereich	35	92.1%	9	39.1%
Finanzbuchhaltung	33	86.8%	11	47.8%
Versorgungsbereich	11	28.9%	3	13.0%
Organisationsbereich	15	39.5%	4	17.4%
Pflegebereich	6	15.8%	3	13.0%
Behandlungsbereich	7	18.4%	4	17.4%
Diagnosebereich	6	15.8%	2	8.7%
Forschung + Ausbildung	1	2.6%	1	4.3%
Ohne Angaben	2	5.3%	12	52.2%

19.2 KRANKENHAEUSER OHNE EDV-PLANUNG

Unter der Stichprobe von 1074 Krankenhäusern waren auch 104 Häuser (9.7%), die weder z.Zt. EDV einsetzen noch die EDV einplanen wollen. In einer Frage wurden diese Häuser gebeten, die Gründe stichwortartig zu skizzieren, warum sie die EDV nicht einführen wollen. Aus den zahlreichen Antworten von 72 Krankenhäusern wurden 14 Kategorien von Gründen gebildet.
In Tabelle 34 werden die genannten Gründe gegen den EDV-Einsatz in der Rangfolge der Häufigkeiten dargestellt. Von den 38 Häusern, die die EDV aufgrund der geringen Bettenkapazität nicht einführen wollen, hatten 34 Häuser weniger als 100 Betten. 3 Häuser glauben, mit 100-199 Betten noch zu klein zu sein und ein Krankenhaus mit 200-399 Betten.

TABELLE 34

Rangfolge der Gründe gegen den EDV-Einsatz

Rang	Gründe gegen EDV im KH	Anzahl
1.	Grössenklasse zu klein	38
2.	Wirtschaftlichkeit	23
3.	Wegen organisatorischer Struktur und Ablauf	11
4.	Gefährdeter Betrieb (Auflösung)	9
5.	Kein Vorteil oder Nutzen durch EDV	5
6.	Weil von Doppik befreit	4
7.	Entscheidungstreffung durch Externe	3
8.	EDV zu schwierig	3
9.	Manuell schneller	2
10.	Keine Aussagekraft	1
11.	Kommunikationsmängel	1
12.	Fehleranfälligkeit	1
13.	EDV zu umständlich	1
14.	Bauliche Gründe	1

Keine wirtschaftlichen Vorteile versprechen sich 23 Häuser, 18 davon mit unter 100 Betten, 3 mit über 100 und 2 mit 200-399 Betten.

Eine ähnliche Verteilung liegt den Häusern zugrunde, die wegen der organisatorischen Abläufe und Strukturen die EDV nicht einführen wollen. 6 gehören der kleinsten Bettenklasse an, 3 der nächsten und 2 der Klasse mit 200-399 Betten. 10 geben Rang 1 und 2 gleichzeitig an, die übrigen Kombinationen treten nur je einmal auf.

Daraus ergibt sich, dass bereits 56 Häuser einen dieser drei Gründe für massgeblich halten, die EDV nicht einzuführen. Bezieht man noch einige andere Gründe mit ein, die im Zusammenhang mit diesen stehen, so ist es der organisatorische Ablauf und die zu gering erachtete Wirtschaftlichkeit, die kleinere Häuser dazu veranlasst, sich gegen die EDV in ihrem Haus zu entscheiden.

Gefährdete Betriebe sind solche, die fürchten, nicht mehr im Krankenhausbedarfsplan berücksichtigt zu werden mit der Konsequenz, dann schliessen zu müssen.

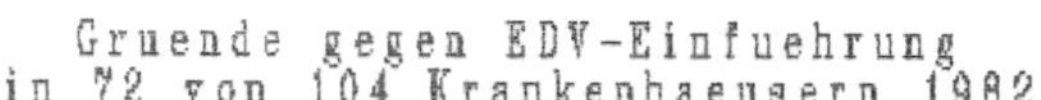

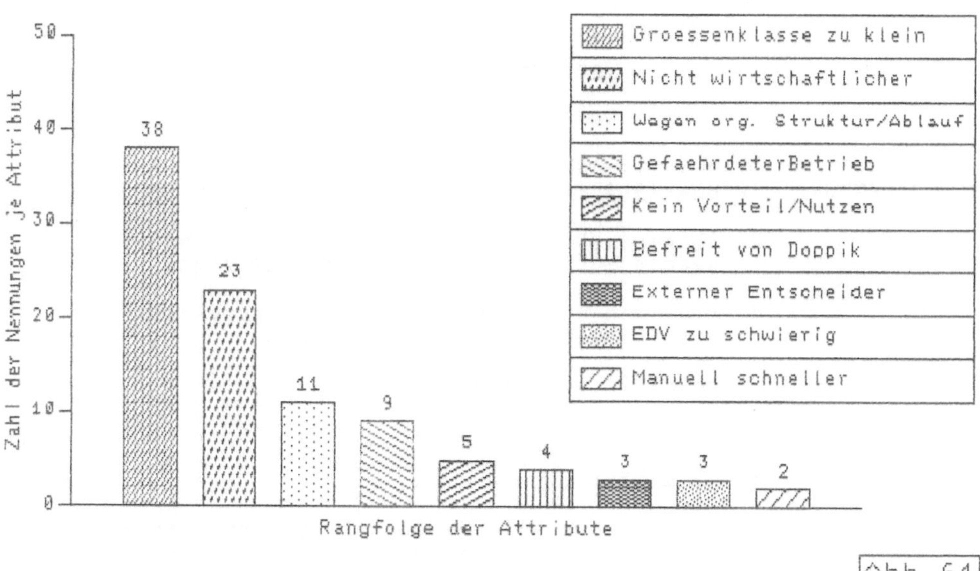

Abbildung 61: **Gründe gegen EDV-Einführung in 72 von 104 Krankenhäusern 1982**

Rang 7 bedeutet, dass zwar die Krankenhausleitung dem EDV-Einsatz durchaus positiv gegenübersteht, sie aber keine Entscheidung darüber hat.

In Abb. 61 sind die wichtigsten genannten Gründe gegen den EDV-Einsatz graphisch dargestellt.

Kapitel 20

GRAD DER EDV-UNTERSTUETZUNG DER KRANKENHAEUSER

In diesem Kapitel soll wertend versucht werden, ein Mass mit einer gewissen Aussagefähigkeit für den Grad der EDV-Unterstützung der Krankenhäuser zu erhalten.

DEFINITION 12

EDV Mass

KONSTRUKTION:

1. Mass1982 := 0
2. Abfrage für alle 37 Positionen der Anwendungsgebiete und Nebenbuchhaltungen
3. Wenn ein Gebiet oder eine Nebenbuchhaltung mit EDV unterstützt wird, dann

   Mass1982 := Mass1982 + 1

1. MassZukunft := 0
2. Abfrage für alle 37 Positionen der Anwendungsgebiete und Nebenbuchhaltungen
3. Wenn Gebiet oder Nebenbuchhaltung durchgeführt oder geplant wird, dann

   MassZukunft := MassZukunft + 1

Für dieses Mass (Definition 12) werden die 7 Nebenbuchhaltungen und die 30 Online-Einsatzgebiete berücksichtigt (siehe 2.14.2 und 2.12.1). Es gibt für die Krankenhäuser mit EDV-Einsatz an, wieviele Gebiete und Nebenbuchhaltungen im Jahre 1982 eingerichtet waren und in der Zukunft sein werden. Dazu wird das in Definition &hv914a1 beschriebene Mass für jedes Krankenhaus berechnet. Es kann also maximal den Wert 37 annehmen. Für 868 Krankenhäuser konnte das Mass1982 berechnet werden, für die Zukunft wurden 878 Häuser berücksichtigt. 24 Krankenhäuser gaben zu diesen 37 Gebieten keine Angaben.

In Tab. 35 sind die Analyseergebnisse für 1982 und die Zukunft festgehalten. 1982 waren es maximal 23 der 37 Gebiete, die mit EDV un-

TABELLE 35

Unterstützungsgrad mit EDV nach 37 Gebieten in 868 KH 1982 und 878 KH in der Zukunft

Anzahl der Gebiete mit EDV	1982 abs.-rel.auf 868		Zukunft abs.-rel.auf 878	
1	21	2.4%	7	0.8%
2	91	10.5%	45	5.1%
3	148	17.1%	75	8.5%
4	114	13.1%	79	9.0%
5	126	14.5%	97	11.1%
6	111	12.8%	89	10.1%
7	83	9.6%	81	9.2%
8	55	6.3%	69	7.9%
9	34	3.9%	70	8.0%
10	30	3.5%	70	8.0%
11	15	1.7%	70	8.0%
12	16	1.8%	42	4.8%
13	6	0.7%	17	1.9%
14	5	0.6%	32	3.6%
15	6	0.7%	11	1.3%
16	4	0.5%	7	0.8%
17	1	0.1%	6	0.7%
18	1	0.1%	4	0.5%
19	-		2	0.2%
21	-		1	0.1%
22	-		1	0.1%
23	1	0.1%	-	
26	-		2	0.2%
27	-		1	0.1%

terstützt wurden, während es zukünftig bis zu 27 Verfahren sein können, was einer Unterstützung von knapp 73% entspricht. Allerdings wurden 1982 in 90% der 868 Häuser 9 und weniger Verfahren mit EDV unterstützt. Für die Zukunft ist zu erwarten, dass dieser Anteil auf knapp 70% sinkt. Der Median liegt heute noch in der Gruppe mit 5 Verfahren und wird zukünftig in der mit 7 Verfahren liegen. Bezieht man die arithmetischen Mittelwerte auch noch mit ein, so kann man sagen, dass heute 5-6 Verfahren (Gebiete) im Krankenhaus mit EDV unterstützt werden.

Zukünftig wird dieses Mass auf 7-8 Verfahren steigen. Damit liegt die Unterstützung im Durchschnitt 1982 bei 13-16% und für die zu erwartende Zukunft bei 19-22% der möglichen Gebiete. Diese Werte liegen recht niedrig, was darin seine Ursache hat, dass einige EDV-stützbare Gebiete in die Berechnungen eingingen, die gar nicht für alle Krankenhäuser verwendbar sind.

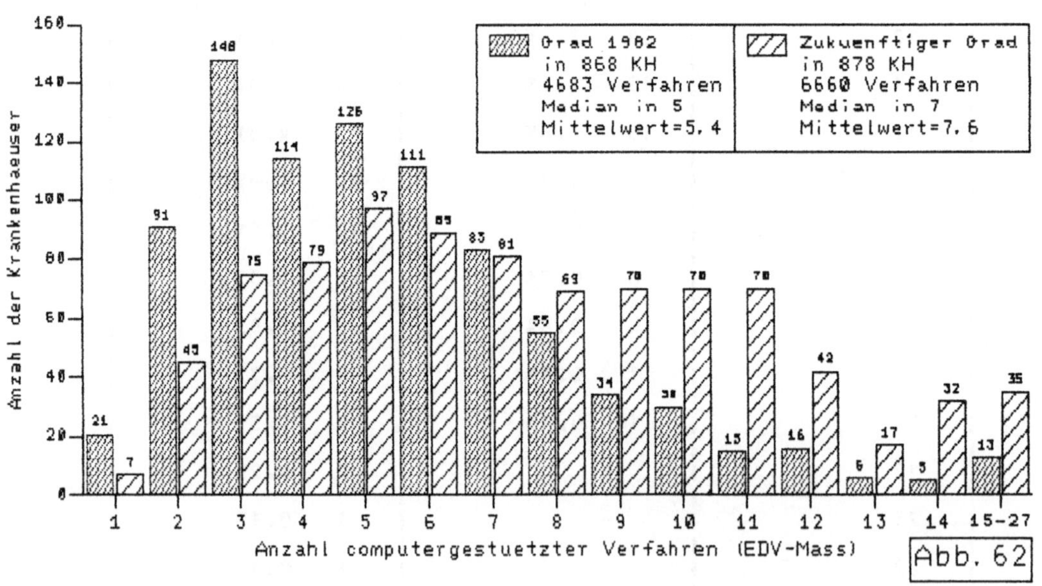

Abbildung 62: Unterstützungsgrad der Krankenh. mit EDV bei 30 Online-Gebieten und 7 Nebenbuchhaltungen, 1982 und in der Zukunft

Betrachtet man nun die Mittelwerte unter diesem Gesichtspunkt, dann kann zumindest in der Zukunft von einem hohen Unterstützungsgrad gesprochen werden, wenn zwei Drittel der Krankenhäuser zwischen 5 und 12 Verfahren mit EDV unterstützen. Diese Steigerung der EDV-Involvierung in den Krankenhäusern macht auch das veränderte Verhältnis bzgl. der Online-Verfahren deutlich. Im Jahre 1982 waren 590 Krankenhäuser mit Online-Verfahren engagiert. Um 15% von 65 auf 80% steigt der Anteil der Häuser, die Online-Datenverarbeitung in der Zukunft durchzuführen die Absicht haben.

Abb. 62 stellt den Unterstützungsgrad nochmals in einer graphischen Form dar, die deutlich die Verschiebung zu mehr computergestützten Verfahren sichtbar macht.

Kapitel 21

ZUSAMMENFASSUNG UND SCHLUSSFOLGERUNGEN

21.1 ZUSAMMENFASSUNG DER ERGEBNISSE

In einer Umfrage im Zeitraum März bis Mai 1982 wurden die Verwaltungsleiter von 2958 deutschen Krankenhäusern und rehabilitativen Einrichtungen, die in den Anwendungsbereich des KHG fallen, gemeinnützige bzw. private Krankenhäuser oder Häuser der LVA, BfA, usw. sind, gebeten, in einem Fragebogen Angaben über den Ist-Zustand des EDV-Einsatzes in ihren Krankenhäusern zu machen. Der Rücklauf von 1074 beantworteten Fragebögen, 36.3%, bildete die Grundlage für die anschliessende Datenanalyse und Diskussion.

Hinsichtlich der Verteilung nach den Bundesländern lag eine repräsentative Stichprobe vor. Dagegen war bzgl. der Krankenhausstrukturmerkmale Typ, Bettenklasse und Trägerschaft volle Repräsentativität nicht gegeben. Die öffentlichen Akut-Krankenhäuser über 200 Betten waren überrepräsentiert. Ebenso nahmen die öffentlichen Fach-Krankenhäuser aller Bettenklassen einen etwas zu breiten Raum ein. Die privaten Krankenhäuser aller Typen unter 200 Betten waren unterrepräsentiert. Insgesamt haben sich aber hauptsächlich die Krankenhäuser im eigentlichen Sinne an der Umfrageaktion beteiligt.

84% der Häuser unterstützten ihren Betriebsablauf mit EDV, während 16% im Jahre 1982 noch keine EDV einsetzten. Im Laufe dieses Jahrzehnts wird der Anteil mit EDV noch auf 90% ansteigen. Mit diesem Anteil wird der Einzug der EDV in die Krankenhäuser vorläufig seine Obergrenze erreichen, da 10% angaben, die EDV auch in diesem Jahrzehnt nicht einplanen zu wollen. Die Krankenhäuser mit über 399 Betten werden zukünftig zu 100% mit EDV unterstützt. Die Anteile der öffentlichen und gemeinnützigen Träger liegen mit 87 bis 89% gegenüber 62% der privaten Träger über dem Durchschnitt von 1982.

Von den 902 Häusern mit EDV setzten im Jahre 1982 65.4% unterschiedlich umfangreich Online-Verfahren ein. Zusätzlich gaben 46.6% entsprechende Planungsvorhaben an, so dass zukünftig fast 80% mit Online-Verfahren in ihrem Krankenhaus umgehen werden. Schwerpunkte bilden dabei die Online-Verfahren für die Patientenaufnahme mit heute knapp 52% und morgen 70%, dann die Stationäre Patientenabrechnung mit 55% im Jahre 1982 und über 70% in der Zukunft. Verfahren für die Ambulante Abrechnung, die Apotheke und die Bestandsführung werden zukünftig von weit mehr als einem Drittel der Häuser durchgeführt. Unter den 'Patient Care' Systemen gewinnen allenfalls Labor- und Befunddokumentations-Systeme mit knapp über 10% an Bedeutung.

In einer Unterteilung des internen Krankenhausmanagements in vier Ebenen (Administration, Zentrale Dienste, Pat. und Med. Versorgung, Fachabteilung+Poliklinik) wurde festgestellt, dass 69% aller EDV-Anwendungen im administrativen Entscheidungsbereich liegen. Nur 20% finden sich im Zentralen Dienstleistungsbereich, der überhaupt nur in 37.5% der Häuser mit EDV unterstützt wird. 9% EDV-Anwendungen im Versorgungsbereich und 2% in der untersten Ebene zeigen ein noch sehr schwaches EDV-Interesse an, das von 25 bzw. 6% der Häuser wahrgenommen wird.

Auch zukünftig ändert sich das Bild mit 61, 27, 10 und 3% in der Reihenfolge der genannten Ebenen nur wenig.

Allerdings ist ein erheblich gesteigertes Engagement der Krankenhäuser in den drei unteren Ebenen mit über 55, über 33 und über 10% zu erwarten. Diese Entwicklung indiziert eine EDV-Involvierung von der administrativen Ebene bis hinunter zum Management in der Fachabteilung.

Teilt man die Krankenhäuser nach Bettenklassen auf, so wird erkennbar, dass sich mit steigender Bettenkapazität das EDV-Engagement immer stärker über alle Ebenen verteilt. Eine Strukturanalyse über den Ebenen unterstrich nochmals die führende Rolle der Administration beim EDV-Einsatz. Noch 50% der Häuser waren 1982 nur in dieser Managementebene engagiert. Zukünftig wird dieser Anteil auf 34% zurückgehen durch stärkere Beteiligung der anderen Bereiche.

30 Online-Gebiete und 5 Nebenbuchhaltungen wurden auf 11 Einsatzbereiche für EDV reduziert:

- Patientenverwaltung
- Patientenabrechnung
- Personalabrechnung
- Finanzbuchhaltung (Nebenbuchhaltungen)
- Wirtschaft und Versorgung
- Organisationsbereich
- Pflegebereich
- Behandlungsbereich
- Dokumentationsbereich
- Diagnosebereich
- Forschung und Ausbildung.

Wie zu erwarten, stellten mit einem Anteil von 19% in der Patientenverwaltung, mit 20% in der Patientenabrechnung und mit 34% in der Finanzbuchhaltung die administrativen Bereiche den grössten Anteil mit insgesamt 73% am EDV-Einsatz. Wirtschafts- und Organisationssysteme nehmen 17% ein. Zwar wird zukünftig der Anteil der Verwaltung auf 64% sinken und der Anteil der dispositiven Systeme auf 23% steigen, aber die 'Medical' und 'Patient-Care' Systeme mit heute 8% werden morgen mit 11% kaum stärker mit EDV unterstützt, zumindest nach Meinung der Verwaltungsleiter der Häuser. Der geringe Anteil der Personalabrechnung an den Online-Verfahren liegt an der noch vornehmlich batch-orientierten Verarbeitung.

Wenn man sich diese Verteilung der Bereiche in den Bundesländern ansieht, so kann man grundsätzlich eine tendenziell gleiche EDV-Entwicklung feststellen. Zwischen 70% im Saarland und 85% in Berlin sind die drei administrativen Bereiche dominierend. Überdurchschnittliches Engagement in den dispositiven Bereichen fand sich bei den Krankenhäusern des Saarlands, das dafür aber nur wenig EDV in den übrigen Bereichen einsetzt. Diese Med.- und Pat.-Versorgungs-Systeme finden sich besonders in Hamburg, Nordrhein-Westfalen und Bayern besondere Zuwendung durch vermehrten Einsatz.

Bei Grosskrankenhäusern (über 800 Betten und mindestens 10 Fachabteilungen) zeigten die Bereiche eine deutlich gleichmässigere Verteilung, die aber nicht einen anderen Schwerpunkt setzte. Das EDV-Engagement konzentriert sich aber zukünftig bei den Grosskrankenhäusern nur noch zu 47% auf die administrativen Aufgaben bei höherem Engagement von 14% im Wirtschaftsbereich und je 10% im Diagnose- und Organisationsbereich. Diese speziellen 'Medical' und 'Patient-Care' Systeme werden dann 25% der EDV-Aktivitäten einnehmen. In den hier explizit genannten Bereichen sind dann weit mehr als 50% der Grosskrankenhäuser engagiert.

Eine Strukturanalyse ergab, dass 32% der Krankenhäuser nur in der Finanzbuchhaltung die EDV einsetzen. 45% sind in den drei administrativen Bereichen gleichzeitig mit EDV ausgerüstet. Nur 4% arbeiten in fast allen Bereichen mehr oder weniger computerunterstützt.

Schwerpunkt der Analyse war die doppische Buchführung und Abrechnung, die zukünftig nahezu alle Krankenhäuser anwenden werden. 1982 unterstützten 85% von 993 Häusern die Doppik mit EDV, in der Zukunft wird die kaufmännische Buchhaltung in 87% der Häuser mittels EDV betrieben.

7 Nebenbuchhaltungen (Debitoren-, Kreditoren-, Anlagen-, Lager-, Bau-, Taschengeld- und Spendengeldbuchhaltung) werden in den Häusern mit EDV unterstützt. Über 90% der Häuser mit Doppik führen die Debitoren- und Kreditorenbuchhaltung durch, 80% die Anlagenbuchhaltung und 30% die Lagerbuchhaltung. Die übrigen waren bei weniger als 20% eingerichtet. 1982 wurden die ersten drei genannten Nebenbuchhaltungen (Finanzbuchhaltung) - wenn eingerichtet - zu 85, 84 und 77% mit EDV gestützt eingesetzt. Zukünftig werden diese zu 88, 87 und 85% mit EDV bewältigt.

Eine besondere Entwicklung erfährt die Lagerbuchhaltung, die zukünftig in knapp 50% der Häuser eingerichtet und zu knapp 90% dann mit EDV unterstützt werden wird. Das führt dazu, dass zukünftig nicht mehr nur 60% der Häuser höchstens drei, sondern 55% der Häuser mindestens 4 Nebenbuchhaltungen eingerichtet haben. 1982 engagierten sich 59% der Häuser in maximal drei Nebenbuchhaltungen mit EDV, zukünftig werden in knapp 48% der Häuser mindestens 4 Nebenbuchhaltungen mit EDV durchgeführt werden. Strukturell bedeutet dieser Trend, dass zukünftig 42% mindestens die vier ersten Nebenbuchhaltungen gleichzeitig mit EDV unterstützen. Verlangt man nur das Vorhandensein der ersten drei, so sind es später sogar 70% der Häuser, die die Finanzbuchhaltung mit EDV unterstützen.

Für den Grad der Unterstützung der Doppik mit EDV bedeutet diese EDV-Expandierung innerhalb der Buchführung eine Zunahme dergestalt, dass nicht mehr nur 6 von 7, sondern zukünftig 7 von 8 Krankenhäuser in der Doppik die EDV einsetzen. Berechnet man die Unterstützung über die Zahl der Nebenbuchhaltungen, so steigt der Unterstützungsgrad von jetzt 4 von 5 auf später 6 von 7 Nebenbuchhaltungen, die mit EDV abgewickelt werden.

Die Verantwortung für die Doppik ist teilweise aus dem Krankenhaus ausgelagert worden. Gut 20% der Häuser gehören einem Krankenhausverbund an. Etwa 44% davon bilden einen Verbund, in dem die Doppik in einem Amt ausser Haus verantwortlich durchgeführt wird. In den übrigen Verbunden ist es jeweils ein Haupt-Krankenhaus, das die Doppik für alle Häuser des Verbundes durchführt. Im Hinblick auf die EDV wird deutlich, dass in einem Krankenhausverbund die EDV kaum mehr wegzudenken ist; allenfalls kommen noch Verbunde von Kurkliniken mit den Zentralverwaltungen in Grossstädten ohne sie aus.

Von den 902 Krankenhäusern mit EDV-Einsatz stand 1982 201 Häusern ein eigenes Rechenzentrum zur Verfügung, während 729 auf Partner-Rechenzentren zurückgriffen. Fast 8% benutzten beide Alternativen. Bei den Entscheidungen zum EDV-Konzept waren fast ein Drittel völlig selbständig. Diese Gruppe entschied sich zu 80% für ein eigenes oder das RZ eines Vertragspartners, nur zu 20% für ein kommunales bzw. Träger-RZ. Bei den übrigen Entscheidungen, an denen auch der Träger mitwirkte, wurde zu 54% ein kommunales oder Träger-RZ als Grundlage für das EDV-Konzept gewählt.

Wenn eine Rechenanlage im Krankenhaus eingesetzt wird, ist sie überwiegend gekauft. Bei den 60% der Häuser mit EDV-Anlagen handelt es sich aber grösstenteils um kleinere Rechner bzw. Vorrechner oder Datenerfassungsrechner. 30% stehen über Datenfernübertragung mit einem Service-Rechner in Verbindung, weitere 35% übermitteln über die Post bzw. mit Kurier dem Service-Rechner ihre Daten. Sie führen die Erfassung der Daten zu 85% auf Band oder maschinenlesbarem Beleg durch. Etwa 7% lassen Datenerfassung und -verarbeitung von einem Vertragspartner vornehmen.

50% der Software stammen aus Bund-Länder-Konzeption, 42% aus der Industrie und 8% aus eigener Entwicklung. Zwei Drittel der Häuser mit EDV-Verfahren verwenden die Bund-Länder-Verfahren, 58% haben Software aus der Industrie im Einsatz und 12% führen eigene Entwicklungen durch. 34% setzen nur Bund-Länder-Software ein, 25% nur kommerzielle Software und 5% haben ihren EDV-Einsatz bisher ausschliesslich mit Eigenentwicklungen bewältigt. 29% haben sowohl bundeseinheitliche als auch kommerzielle Verfahren im Einsatz, oft aus der Konsequenz, die Bund-Länder-Systeme durch vorgeschaltete industrielle Online-Verfahren zu ergänzen. Aus dieser Pluralität der Lösungen müssen entsprechende Schlüsse hinsichtlich Leistungsfähigkeit und Reaktion auf spezielle Anforderungen gezogen werden.

Bei Grosskrankenhäusern war der Anteil an Eigenentwicklungen mit 37.5% deutlich höher. Hier setzten die Krankenhäuser mit Bund-Länder-Verfahren in 60% der Fälle zusätzlich Software anderer Herkunft ein. Nur 26% blieben ausschliesslich bei bundeseinheitlicher, 20% bei kommerzieller Software.

Positive Erfahrungen, die beim EDV-Einsatz gemacht wurden, ergaben sich hauptsächlich bei Teilsystemen in Form von tatsächlichen Verbesserungen. Konkret hiess das für über 50% der Häuser mit über zwei-jährigem EDV-Einsatz, dass die Transparenz und das Informationsangebot grösser wurden. Ferner hat man das Zeitproblem bzgl. des Datenzugriffs und der -verfügbarkeit verbessern können und die Massendatenbewältigung ist für eine ganze Reihe von Häusern durch die EDV leichter geworden. Weniger wurde in der EDV ein Instrument zur Planung und Entscheidungsunterstützung gesehen. Auch wirtschaftliche Vorteile sind nur gelegentlich angegeben worden.

133 Krankenhäuser verneinten die Frage nach negativen Erfahrungen mit der EDV. Von den anderen wurde als besonders schwieriges Problem die zeitliche Abhängigkeit vom Rechenzentrum genannt. Fast ausschliesslich handelte es sich dabei um ein Service-RZ ausser Haus. Verzögernd wirkte sich auch der mangelhafte Datenzugriff aus. Daneben fiel als eine Schwierigkeit die organisatorische Umstellung in Struktur und Ablauf ins Gewicht.

Auch nach 2 Jahren haben sich die Mitarbeiter nur schwer an die neuen strukturellen Abläufe gewöhnt bzw. diese überhaupt verstanden, was auch im Problem der Verständlichkeit der EDV zum Ausdruck kam. Insgesamt konzentrieren sich alle Negativ-Erfahrungen auf die beiden Punkte der

Abhängigkeit von der Technik der EDV und daraus resultierend der nur unvollständig vollzogenen organisatorischen wie verstandesmässigen Umstellung und Umsetzung des konventionellen in das computergestützte System, von dem nun auch die Abläufe und zeitlichen Rahmenbedingungen bestimmt werden. Dies wird daran deutlich, dass die Probleme 'Org. Umstellung', 'Arbeitsmehraufwand' und 'EDV-Schwierigkeitsgrad' relativ häufiger von den Häusern mit eigenem RZ wahrgenommen wurden.

Bei über 81% der Häuser mit EDV-Einsatz sollte ein Mass den Grad der Unterstützung der Krankenhäuser mit EDV charakterisieren, in dem die Zahl der Anwendungen von 37 berücksichtigten Gebieten aufsummiert wurde. Durchschnittlich werden heute 5-6 Verfahren mit EDV unterstützt, während es zukünftig 7-8 computergestützte Aufgabenfelder sein werden, wobei die Doppik mit der Grund- und Hauptbuchhaltung nicht enthalten ist.

21.2 SCHLUSSFOLGERUNGEN

Die Studie lässt den Schluss zu, dass der EDV-Einsatz in den deutschen Krankenhäusern vor einem neuen Schub von EDV-Anwendungen steht, die schon in den nächsten Jahren weitere Aufgaben im Krankenhaus übernehmen werden. Der Unterstützungsgrad wird schon beachtlich sein, weil dann zwei Drittel der Krankenhäuser zwischen 5 und 12 Verfahren mit EDV einsetzen werden. Bezieht man noch einmal alle Häuser ein, sind 5 von 6 Krankenhäuser heute in irgendeiner Weise mit der EDV befasst. Für die Grundgesamtheit von 2958 Häusern würde es unter Berücksichtigung der Konfidenzgrenzen bedeuten, dass zwischen 2400 und 2550 Krankenhäuser heute die EDV zur Erfüllung ihrer Aufgaben einsetzen.

Es ist zu beachten, dass die Ergebnisse dieser Umfrage auf den Äusserungen vorwiegend der Verwaltungsleiter der Krankenhäuser beruhen. Zwar laufen hier die finanziellen Mittel zusammen und von hier aus werden sowohl wesentliche Impulse für weitere Entwicklungen gesetzt als auch die Mittel für zusätzliche Anwendungen bereitgestellt, doch sollte man nicht unterschätzen, dass in den letzten Jahren immer mehr Anwendungen entstanden sind für den direkten pflegerischen Bereich und die Erledigung von ärztlichen und Dokumentationsaufgaben in den einzelnen Fachabteilungen. Die Andeutungen in den Fragebögen weisen eindeutig auf eine zunehmende Aktivität in diesem Bereich hin; es kann jedoch sein, dass, unterstützt von den Aktivitäten der Software-Häuser und der auf diesem Gebiet tätigen Firmen, zusätzlich Anwendungen entstehen und Eingang in die Krankenhäuser finden werden, ohne dass die Verwaltungsleiter dies jetzt bereits in vollem Umfang abschätzen können.

Ähnliche Entwicklungen wurden auch in den Vereinigten Staaten beobachtet. Hinzu kommt, dass zunehmend umfassendere Krankenhausinformationssysteme von der Industrie angeboten werden und dass auch hier die Zahl der Systeme zur Unterstützung des ärztlich-pflegerischen Bereiches eine zunehmende Tendenz zeigt. Unterstützt wird diese zunehmende Tendenz von der steigenden Einsicht in die Notwendigkeit, dass die bisherige Berechnung der Kosten und deren Erstattung auf dem Boden der Pflegetage allein unzureichend ist und dass in der nächsten Zukunft eine leistungsorientierte Kostenrechnung durchgeführt werden muss welche es gestattet,

- die anfallenden Kosten in Beziehung zu den einzelnen Leistungsstellen zu setzen bzw. zu den anfordernden Bereichen und
- diese Leistungen in Relation zu bringen mit den diagnostischen und therapeutischen Verrichtungen der die Leistung anfordernden Bereiche.

Eine solche 'Medikalisierung' der Krankenhausinformationssysteme, wie sie z.B. auch in dem französischen Gesundheitswesen angestrebt wird, würde grössere Transparenz schaffen im Hinblick auf die tatsächlich erbrachten Leistungen im Gesundheitswesen und eine bessere Budget- und Entscheidungsplanung ermöglichen. Durchgeführt wird eine solche leistungsorientierte Kostenrechnung aber nur dann werden können, wenn Informationssysteme sowohl den medizinischen wie den administrativen Bereich umfassen und hier für eine Verknüpfung der entsprechenden Leistungsdaten sorgen.

Im Hinblick auf die steigenden Kosten im Gesundheitswesen kann diese Entwicklung die weitere Anwendung von Informationssystemen und somit der EDV im Krankenhaus beschleunigen. Auf der anderen Seite sind die steigenden Kosten bei stagnierendem Wirtschaftswachstum wiederum hemmend für den Erwerb umfangreicherer Krankenhausinformationssysteme resp. die notwendigen initialen Investitionen. Zwar lassen sich die Kosten auf der Verwaltungsseite durch eine entsprechende Effektivität rechtfertigen, die Forderung nach Qualitätssteigerung der medizinischen Dokumentationen allein ohne die gleichzeitige leistungsorientierte Kostenrechnung machen es jedoch schwer, die erforderlichen Mittel zu begründen und zu erhalten. Somit ist es schwierig, eine befriedigende Prognose zu stellen für die unmittelbar bevorstehende Entwicklung und über die reine administrative Abschätzung und Planung hinaus.

Die On-line-Verfahren haben aber auf jeden Fall deutlich zugenommen und zeigen weiterhin eine zunehmende Tendenz. Dies bedeutet eine Tendenz hin zu umfassenderen Informationssystemen im Krankenhaus. Haben grössere Krankenhäuser, insbesondere die Universitätskliniken, bisher eine Tendenz zur eigenen Software-Entwicklung gezeigt, so bleibt abzuwarten, ob diese Tendenz anhält oder ob es der Industrie gelingt, adäquate Systeme oder zumindest Systemtools zur Verfügung zu stellen, um die Eigenentwicklung abzulösen und die Wartung auf eine breitere Basis zu stellen. Es konnte bisher beobachtet werden, dass mit der zunehmenden Eigenentwicklung auch der Wartungsanteil insgesamt zunahm, sodass oft von einem gewissen Zeitpunkt an eine Weiterentwicklung nicht mehr möglich war. Zwar liessen sich hin und wieder Tendenzen zur Entwicklung von Softwaretools (Trägersysteme) erkennen /vgl. 32/, eine weitverbreitete Anwendung dieser Methoden ist aber erst dann zu erwarten, wenn sie von der Industrie übernommen und unterstützt werden, wofür einige Neuentwicklungen auf dem Gebiet der kommerziell angebotenen Krankenhausinformationssysteme sprechen.

Die mitgeteilten Ergebnisse lassen deutlich Fremdeinflüsse auf die Krankenhäuser erkennen, wie in den einzelnen Aufteilungen dargelegt. Ohne Zweifel sind Verhaltensweisen der übergeordneten Ministerien einschliesslich des Anbieters entsprechender Software, allgemeine landespolitische Empfehlungen oder Richtlinien von Bedeutung. Dabei lässt sich feststellen, dass zwar die bundeseinheitlich entwickelte Software, insbesondere FINK, von etwa 50% aller Häuser mit EDV-Benutzung verwendet wird, dass aber die hier angebotenen Softwareprodukte offensichtlich in ihrem Umfang zumindest zum gegenwärtigen Zeitpunkt nicht ausreichen, um alle Ansprüche zu befriedigen. Die Kombinationen mit kommerzieller oder eigenentwickelter Software sind insgesamt doch recht häufig. Bei den Grosskrankenhäusern war es, wie mehrfach beschrieben, lediglich eine Gruppe von 26%, die ausschliesslich diese Bund/Länder-Software einsetzte. Bei den kleineren Krankenhäusern machte diese Gruppe insgesamt 34% aus. Dies bedeutet aber auf der anderen Seite, dass bei den verbleibenden 64% eine Kombination mit anderer Software erfolgte.

Die Präferenz grösserer Häuser oder Häuser mit unabhängigen Entscheidungsgremien für eigene Rechenzentren ist verständlich, in ihrer Effizienz aber schwer überprüfbar. Offensichtlich spielt hier die Eigenständigkeit und Eigenverantwortlichkeit eine grosse Rolle bei entsprechenden Entscheidungen. Dies ist eine Tendenz, welche man auch im Bereich grösserer Krankenhäuser beobachtet, indem periphere Bereiche stark dazu neigen, eigene Hardware- oder Softwaresysteme zu bevorzugen, auch wenn eine bessere Einbindung in das Gesamtsystem und die dortige Software möglich ist und logistische oder andere Vorteile hat. Hier scheinen neben technologischen Gründen auch soziologische Überlegungen oder Motivationsfaktoren eine Rolle zu spielen. Nicht unbedeutend dürfte dabei die Marktpolitik der eigenständige Systeme anbietenden Industrie sein.

Die von den einzelnen Krankenhäusern angegebenen Probleme lassen darauf schliessen, dass das organisatorische Vorfeld um die neuen Softwaresysteme immer noch zu wünschen übrig lässt, ehe eine problemnahe neue Systemökologie entsteht. Die neuen Verfahren bedingen, sei es in der Abhängigkeit vom eigenen Zentrum oder in der zeitlichen Abhängigkeit vom Servicezentrum, Umstellungen und Änderungen im Arbeitsablauf, welche anscheinend bisher noch nicht voll aufgefangen worden sind bzw. immer noch als Problem empfunden werden.

Trotzdem ist es erstaunlich, wie die Krankenhäuser offensichtlich mit der bisherigen Einführung der EDV fertig geworden sind bzw. in welchem Masse sie sie akzeptieren. Immerhin hat eine Reihe von Krankenhäusern angegeben, mit der Einführung der EDV keine besonderen Probleme gehabt zu haben. Inwieweit hier die treibende Kraft bei der Einführung der Verwaltungsdirektor selbst war, welcher den Fragebogen beantwortete und sozusagen aus seiner Sicht die Entwicklung mit einer gewissen Subjektivität beschreibt, lässt sich nicht entscheiden.

Es bleibt abzuwarten, wie sich die Entwicklung industrieller Softwareprodukte an die Gegebenheiten der deutschen Krankenhäuser anpassen wird bzw. wie die Wechselwirkungen von hier auf das Engagement der Krankenhäuser sein wird.

Bei dem starken finanziellen Druck ist es verständlich, dass administrative Anwendungen bisher im Vordergrund gestanden haben. Sie sind zur Einführung der kaufmännischen Buchführung unabdingbar und weisen auch den Weg auf eine weitere, leistungsorientierte Kostenrechnung hin.

Die Aufgaben eines Krankenhauses umfassen aber darüber hinaus auch die Grundaufgaben der medizinischen Versorgung und hier die Notwendigkeit zur Qualitätssicherung und -steigerung. Es ist daher anzustreben, dass die Entwicklung von dem blossen Einsatz einzelner EDV-Verfahren zur Erfüllung bestimmter Aufgaben im administrativen Bereich zu Krankenhausinformationssystemen beide Bereiche berücksichtigt. Zu den ärztlich-pflegerischen Aufgaben gehören nicht nur die Abwicklung der eigentlichen Patientenversorgung in Dienstleistungsbereichen, Stationen oder Polikliniken mit der Unterstützung der Befundschreibung, sondern auch die Verbesserung der Dokumentation als Basis besserer leistungsorientierter Planungen sowie zur eigenen Leistungs- und Qualitätsüberwachung und wissenschaftlichen Arbeit, auf die die Medizin als empirische Wissenschaft angewiesen ist.

In diesem Zusammenhang sollte davor gewarnt werden, dass diese beiden EDV-Anwendungsbereiche sich voneinander wegbewegen. Tendenzen sind hierzu in den EDV-Planungen einzelner Länder nachweisbar, verständlich unter dem zunehmenden Finanzdruck. Trotzdem wäre es auf lange Sicht falsch, das Krankenhaus in seinen zwei Hauptaufgaben:

- der effizienten betrieblichen Führung und

- der Versorgung des einzelnen Kranken bei grösstmöglichem ärztlichen Standard

funktionell zu trennen.

Ob bei dem steigenden Informationsbedarf und der Notwendigkeit der Steuerung des Informationsflusses Krankenhäuser dazu übergehen können, eigene Abteilungen für Medizinische Informatik einzurichten, bleibt fraglich. Sicherlich zeigt sich an vielen Stellen, dass die interpretative Aufarbeitung der mittels der EDV gewonnenen Informationen notwendig ist und oft Schwierigkeiten bereitet. Es ist zu diskutieren, ob hier das neugeschaffene Berufsbild des Medizinischen Informatikers mit der vermittelten Kenntnis über sowohl medizinische Vorgänge als administrative Belange bei Beherrschung der Informationstechnologie nicht zusätzliche Möglichkeiten eröffnet, die EDV-Technologie noch mehr zu einem integrierten Instrument in der Verwaltung und dem Betrieb der Krankenhäuser bis hin zur direkten Patientenversorgung zu machen.

Kapitel 22

ENGLISH SUMMARY AND CONCLUSIONS

22.1 SUMMARY OF THE ANALYSIS

During March through May 1982 a survey has been conducted including 2958 hospitals and rehabilitative institutions in the Federal Republic of Germany. Included were all institutions under the jurisdiction of the federal law regulating the funding of hospitals (Krankenhausfinanzierungsgesetz, KHG: 1972) and its further specification for the procedures of accounting (Krankenhausbuchführungsverordnung, KHBV:1978). These hospitals and rehabilitative units are mixed in their ownership: private institutions, charity and church organizations, public (community, state or federal), state insurance and rehabilitative institutions (LVA, BfA). A questionnaire was mailed to the administrative director probing into the EDP-involvement in the pertaining hospital. 1074 answers were obtained resulting in a yield of 36.3%.

The sample obtained was representative concerning the distribution according to states (Bundesländer). However, the distribution of the sample concerning structure, type, number of beds and carrier of the hospitals did not meet statistical criteria when tested for representation resp. the conformity with the total population of hospitals. Public acute hospitals with more than 200 beds were overrepresented and to a lesser degree public special hospitals of all sizes. An underrepresentation was found for private hospitals with less than 200 beds in total. All hospitals in the stricter sense of the definition showed a better answering rate than other institutions, e.g. for rehabilition and post-acute care.

Of all hospitals which answered the survey, 84% make use of electronic data processing in one way or the other. This means, 16% had no EDP-involvement in 1982. According to the statements made concerning the future plans, it can be expected that during this decade the EDP-involvement will go up to 90%. This can be considered as a preliminary upper limit because 10% stated, that they would not foresee any EDP-involvement within this decade. Hospitals with 400 beds and more in the sample were all using EDP-applications. Public and charity hospitals showed an involvement of 87 to 89%, while private institutions stated an involvement of 62% in 1982.

65.4% of those 902 hospitals which use EDP in one way or the other are using on-line procedures. 46% stated additional or new plans in this direction, so it can be estimated that roughly 80% of hospitals with EDP-applications will use on-line procedures. Focal points of the related applications are admission, transfer and discharge, now used in 52% and going up to 70%, followed by patient billing, now 55% and presumably 70% within the next future. Applications for outpatient accounting, pharmacy and stock will be used for more than a third of the hospitals with EDP-applications in the immediate future. Patient-care oriented systems show a tendency to go up to over 10%.

When analyzing the 4 internal management structures in the hospitals (administration, central services, patient care and medical supplies, medical and outpatient departments) it was found that 69% of all EDP-activities lie in the administrative sector. Only 20% of the involvement was found in central services, which accounts for 37.5% in those hospitals, which use EDP. Central supplies (9%) and clinical departments (2%) show still a very weak involvement in only 25 of the hospitals in the sample.

Future projections show little changes in this distribution. However, there will be an increased activity of the hospitals in the management layers: central services (55%), supplies (33%) and clinical services (10% and more). This shows an increasing involvement of other management structures than administration and, in particular, of the clinical services.

When structured according to number of beds, the EDP-involvement in other management areas than administration increases with the size of the hospital. While in 1982 50% of all hospitals were only engaged in administrative services, this percentage will be reduced to 34% in the future.

30 on-line application areas and subsidiary ledger applications were reduced to 11 general application areas:

- patient administration
- patient billing
- payroll
- finance (general and subsidiary ledgers)
- supplies and services
- organization
- patient care and nursing
- therapy and treatment
- medical records and documentation
- diagnostic support
- research, teaching and education.

As to be expected, patient administration accounted for 19%, patient billing for 20% and financial accounting for 34% of these applications, resulting in a combined 73%. In 17% systems for supply services and organizations were reported. In the future distribution, the administrative services will be reduced to 64% in the total amount by an increase of systems for disposition to 23%, but medical and patient-care systems show only a minor tendency to grow from 8 to 11%. The low percentage of payroll in on-line applications is resulting from the fact that here mostly batch-oriented systems are used.

When examining the distribution of the application areas in the federal states (Länder), the overall tendency seems to be the same. The administrative applications range from 70% (Saarland) to 85% (Berlin). In Saarland, a strong emphasis is placed on disposition systems. Patient- and supply-oriented systems are emphasized in Hamburg, North-Rhine Westfalia and Bavaria.

When selecting large hospitals with more than 800 beds and at least 10 different medical specialities or services, could be seen the various management areas are supported in a more equal distribution. However, future activities are centering only to 47% in the administrative area with an increasing activity in supplies and technical support (14%) and 10% in diagnostic and organizational support. In total, medical and patient care oriented systems will account for up to than 25% of the activities. More than 50% of all the larger hospitals are active in all of the areas stated above.

Further structural breakdowns showed that 32% of all hospitals are exclusively engaged in financial applications. 45% are active in all three administrative areas and only 4% are active in all the categories defined above.

This analysis concentrated on the business/industrial accounting (or double entry) as the accounting procedures having become mandatory by the legislature in 78, coming into effect in 1981. In 1982, 85% of the 993 hospitals supported the accounting procedures with EDP (in future business book-keeping (as opposed to single entry and/or cameralistic accounting) will be supported in 87% of all hospitals).

Seven subaccounting procedures (or subsidiary ledgers) were used in those hospitals supported by EDP: accounts receivable, accounts payable, investment (or capital stock), stock or materials, facilities, donations and 'allowances'. 90% of those hospitals using business accounting have special accounts receivable and accounts payable. 80% use EDP for investment book-keeping and 30% for stock and materials. The other subaccounting procedures were supported by EDP in less than 20%. The first three subsidiary ledgers, together to be considered as financial accounting, were, when existing, supported by EDP in 85, 84 and 77% resp. future developments show little changes with estimates of 88, 87 and 85%.

A special tendency can be seen regarding book-keeping of materials and stock control. This procedure will be established in the future in about 50% of all hospitals and, if established, supported by about 90% by EDP. This means, that in the future no longer only 60% of the hospitals will have only up to three special subaccounting procedures, but 55% of the hospitals will have at least 4 special accounts supported by EDP. Today only 59% of all hospitals use EDP in up to three subsidiary ledgers, tomorrow 48% of the hospitals will use four and more subaccountings and will support them by EDP. The structural significance of this trend is a future broader specialisation in accounting with 42% of the hospitals involved in four or more subsidiary ledgers and 70% in at least three.

Considering the support of the industrial or business accounting by EDP-procedures, a general expansion can be seen so that not only, as today, 6 of 7, but in the future 7 of 8 hospitals will use electronic data processing for this purpose. Looking at the subaccounting procedures, the support by EDP will be increased from 4 out of 5 subsidiary ledgers to 6 out of 7.

In many cases the responsibility for the financial accounting has been removed from the hospitals themselves. About 20% of the sample belong to a regional association or cooperative organization. Out for 44% of these centralized accounting was done in an office outside the hospitals. In the other cooperatives one hospital assumed the accounting functions for all others of the cooperative. Especially these cooperatives and regional organizations show that it is no longer possible to work without electronic data processing.

Out of the subgroup of 902 hospitals using EDP in 1982 201 hospitals had an own computer-center at their disposal. 729 contract their work out or process in centers of the organization or carrier to which they belong. 8% of the 902 use both options. In deciding what EDP-concept to be used about one third stated to have had own authority and responsibility. Out of this subgroup 80% opted for an own center or the center of a contract-partner, only 20% of those used a community-center or that of the carrier organization. In the other cases, where also the carrier participated in making the decision, a community or a carrier center was chosen in 54% of the cases.

Of interest was also the question, whether the hardware had been purchased or was under a rental or leasing arrangement. The majority of the hospitals had purchased their equipment, but 60% of those with EDP-centers had only small or minor systems resp. front-end processors for mainly data capture and output. 30% of the hospitals with EDP used teleprocessing with a service computer, and additional 35% used mail or courier to carry the source information to the service center. These do data acquisition on tape in 85% or on machine readable documents. About 70% have contracted out data acquisition to other companies.

In analyzing the origin of the software used to solve the various tasks, it can be found that 50% originate from the federal-state-cooperative, 42% are provided by the software industry and 8% result out of own or local developments. Breaking this down by hospitals, it can be seen that two thirds of all hospitals with EDP-application use the federal-state software, 58% have software from industry and 12% are engaged in own developments. Out of these, 34% use only federal-state software, 25% only commercial software and only 5% have exclusively their own software for their production runs. Federal-state together with commercial software is used in 29% of all hospitals, very often in such a way that industrial on-line procedures have been used for front-end and data acquisition and communication tools for the programs developed by the federal-state cooperative. This 'plurality' allows for certain conclusions evaluating the effectivity resp. the completeness of the various programs or the lack thereof.

Large hospitals show a different distribution. Here 37.5% had done own software developments. 60% of the hospitals use both federal-state programs as well as software of another origin. Only 26% use exclusively federal-state software and 20% exclusively commercial software.

When being asked what positive experiences have been made in using EDP for the hospital, especially positive answers were given for subsystems. In order to avoid answers being influenced by recent developments, only those statements have been evaluated, which resulted from hospitals with more than 2 years of EDP-experiences. 50% of these hospitals stated that transparency and flow of information have been improved. Here also the problem of timeliness and data retrieval has been solved and the management of large amounts of data has been facilitated by electronic data processing. Up till now, EDP has not been seen to a large extent as an instrument for planning and support of decision. Only here and there economic advantages have been stated.

Asking for negative experiences, 133 hospitals stated to have had none of this kind. Those who had had problems, predominately indicated time dependencies and insufficiencies. In almost all cases the processing was done outside in service computer-centers. A problem was also the access to data. Besides these difficulties, organizational restructuring and changes in the daily work flow was noted.

Even after two years the employees had difficulties with the new structural changes and procedures; sometimes it was also difficult to read the various print-outs and to absorb the relevant information. The negative statements focused on the two problems of dependency from the EDP technology and the resulting organizational and behavorial restructuring being still incomplete in regard to the transition from the conventional to the computer-supported system. While in the manual system the workload and working pattern can be set individually, the computer-supported system determines certain conditions for deadlines and procedures. Thus it can be seen that the problems 'organizational restructuring', 'increased workload' and 'degree of difficulty concerning EDP' were relatively more often stated by hospitals with own computer centers than by the others.

In 81% of the hospitals using EDP a degree of involvement was determined by looking at the activities in 37 application areas. In the average, 5-6 application areas were supported, while, however, in the future, 7-8 of those will be supported besides the basic financial accounting.

22.2 CONCLUSIONS

It can be concluded from this study that there will be new activities regarding EDP-applications in German hospitals. New tasks will be tackled within the next years. The general degree of using EDP-procedures. will become considerable, because two thirds of the hospitals will use 5-12 applications.

When looking at all hospitals, 5 out of 6 use EDP today. In projecting this onto the general population of 2958 hospitals, within the borders of confidence an estimate can be made that today between 2400 and 2550 hospitals in the Federal Republic employ procedures of electronic data processing in one way or the other to fulfil their tasks.

However, it has to be pointed out that the results of this analysis are based on the answers given by the chief administrators of the hospitals. Certainly, here budget means are coordinated and further guidelines are set for development but it has to be stated that more and more applications have emerged in the direct patient-care area. All those systems can be seen to fulfil purposes of medical documentation and to support of the various services or departments. Hints in the questionnaires indicate an increasing activity of that kind. It is, however, possible that these activities will enjoy an increasing attention, also supported by the activities of software houses and industry. Therefore, the estimates given by the chief administrators may be too low in this area.

Similar developments could also be observed in the United States. It has also to be taken into account that increasingly complex and integral information systems are offered by industry including also support for the medical and patient-care areas. This tendency is favored by the growing recognition of the fact that the payment structure per day of care is unsufficient and that future accountings have to take into consideration the specific aspects of care, diagnosis and therapy, which has to be assessed

- in regard to the individual requestors and areas where these requests originate, and

- in correlation with the diagnostical and therapeutical measures resp. morbidity.

Such a 'medicalization' of hospital information systems, as the increasing inclusion of medical facts, data and practices in the accounting procedures called e.g. in the French health care system, and the resp. plans would enable a better understanding regarding the actual performances and accomplishments in health care, thus putting vague planning and decisions on a more rational basis. Such an accomplishment-oriented accounting is only possible, when effective information systems are available which combine medical and administrative areas and data.

The increasing costs in health care will probably accelerate such a development and the application of information systems. On the other side, the stagnant economic growth and unstable industrial situation of the presence is not favorable to the acquisition of more complex and integral hospital information systems resp. the necessary initial investment. For the administrative area, occurring costs might be justified by provable effectiveness and reduction of expenditure. However, quality increase in medical practice and documentation is not easily justifiable by accounting procedures and will not necessarily lead to a reduction of cost. Such a justification might, however, be possible in linking medical documentation to performance-oriented accounting procedures. These factors given, it is not easy to prognosticate a development within the immediate future besides the reported administrative plans and expectations.

The impression prevails that the usage of on-line procedure shows an increasing tendency and will continue to do so. This means altogether steps towards a more integral information system within the hospital. While, however, larger hospitals and especially the medical centers of teaching hospitals have an inclination to develop software by their own, it has to be seen, whether this tendency will continue or whether industry will succeed in offering adequate systems or at least tools for systems construction to meet the respective requirements so that the own development, at least for hard-programmed systems, decreases and the general maintenance of such systems and system tools may be put on a broader basis including exportation of developed products or procedures. So far, it could be observed that the development of own programs had very often the consequence of increasing maintenance obligations within the own system and petrification in old soft- and hardware constructions, so that new developments became very difficult. Even though the own software development (of the authors) evolved towards the design of software-tools and 'carrier-systems' /see 32/, the broad application of these methods can only be expected when they are taken over by industry and are marketed appropriately as can be seen in some developments in the area of commercially offered hospital information systems.

Decisions are not made exclusively inside the hospital. Breakdowns into different groups have shown that directions from ministries have a certain influence and also the offering of federal software. There might be the regional policy to construct local or regional data processing centers and to enforce their usage. It can be shown that the federal software, esp. the subsystem FINK, is used in approximately 50% of all hospitals that use electronic data processing. However, the software products of this origin apparently are not sufficient to meet all requirements. The combination with commercially developed or own software is frequent. Only 26 % of the larger hospitals use exclusively the federal software. Smaller hospitals do so in approximately 34% which, however, means that the remaining 64% use a combination with other software in one way or the other.

Larger hospitals or those with independent decision mechanisms show a preference for own computer-centers. The efficacy, however, of such a decision cannot be proven. Apparently, the factors of independence and self-responsibility are of influence in respective decisions. This a tendency, which also can be seen in larger hospitals or medical centers inasmuch as peripheral areas show a preference for own hardware and software systems for specific tasks, even if the integration into the general hospital system and the software packages developed there is possible and has logistic or other advantages. Not only technological reasons, but also sociological influences and motivational factors are of importance in this domain. Certainly, the marketing policy of industry exercises a strong influence, esp. when independent systems are offered.

The evaluation of the problems stated by the hospitals indicates that the organizational environment, which makes the software and the real system become a new ecological environment, is still not without problems. The new procedures cause either time-dependency of the own computer-center or logistical problems in data transmission to the service-center, priorities an other changes in data collection and information flow, etc.

Still some of these problems persist or at least have been perceived as such during the introduction of the systems. Nonetheless it is remarkable, how well so far hospitals have been able to cope with the introduction of electronic data processing resp. how well they have accepted this new technology. However, it may be that in some cases the chief administrator himself has been responsible for the introduction of the systems and thus, in re-evaluating the experiences, he might have been slightly biased in regard to the occurring problems.

It has to be seen how the development of industrial software is able to achieve an adaptation to the particularities of German hospitals resp. how the reaction from here will have an influence on the engagement of the hospitals themselves.

Considering the strong financial pressure, it is understandable that the administrative applications have been of main interest so far. They are indispensable for the introduction of the procedures of business or industrial accounting. They also lead the way into further, performance-oriented cost-accounting.

However, the tasks of a hospital also include the basic objectives of patient-care and from here results the necessity for quality assurance and quality increase. It is therefore necessary that the development in the future will have to lead from the spot applications of isolated EDP-procedures for singular tasks in hospital administration to hospital information systems covering both main functional areas: hospital <u>and</u> patient management.

Patient management and medical tasks not only comprise the obvious patient-care functions including report generation and transmission, esp. in service areas, wards or outpatient departments, but also the improvement of medical documentation making possible a performance-oriented planning, an improvement of medical audit and quality surveillance. Last but not least, scientific research, which is essential for medicine as an empirical science, has to be supported.

There are tendencies, varying in the 'Bundesländer' (states), to sepaerate administrative from patient-care EDP-applications. This tendency is dangerous, though understandable in light of the financial obligations and situation. However, it would be wrong to functionally divide the hospital into the two main areas:

- the efficiency as an 'industrial' enterprise and
- patient care of the individual at a maximal medical standard.

Whether the hospitals will recognize the increasing importance of information and the treatment thereof together with the control of information flow with the consequent introduction of departments or divisions for Medical Informatics, remains to be seen. It is evident that the interpretation of information gathered with EDP and the further extraction of management information is necessary and often has caused difficulties. It has to be discussed whether here the new health professional with an education as 'medical informatician', who has acquired knowledge not only concerning medical facts and procedures but also has gained insight into administrative needs together with a solid education in applied informatics, will have the capability to transform EDP-technology even more into an integrated instrument in hospital and patient management down to direct functions in care delivery.

TEIL III

VERZEICHNISSE, ANHAENGE UND REGISTER

Anhang A

VERZEICHNIS VERWENDETER ABKUERZUNGEN

Abb.	Abbildung
abs.	absolut
ADMI	Administration
AktG	Aktiengesetz
ANL	Anlagenbuchhaltung
B	Berlin
BAIK	Befunddokumentation und Arztbriefschreibung im Krankenhaus
BAU	Baubuchhaltung
BAY	Bayern
BfA	Bundesversicherungsanstalt für Angestellte
BEHAND	Behandlungsbereich
BMFT	Bundesministerium für Forschung und Technologie
BPflV	Bundespflegesatzverordnung
BULASW	Bund-Länder-Software
BWU	Baden-Württemberg
DEB	Debitorenbuchhaltung
DIAG	Diagnosebereich
DOKU	Dokumentation
Doppik	Doppische (kaufmännische) Buchhaltung
DV	Datenverarbeitung
EDV	Elektronische Datenverarbeitung
EDVA	EDV-Anlage
EIGENESW	Eigene Softwareentwicklung
FAPO	Fachabteilung/Poliklinik
FIBU	Finanzbuchhaltung
FINK	Finanzbuchhaltung im Krankenhaus
FORAUS	Forschung und Ausbildung

HB	Hansestadt Bremen
HES	Hessen
HGB	Handelsgesetzbuch
HH	Hansestadt Hamburg
HW	Hardware (Zentraleinheit, Drucker, Speicher, Bildschirm, Tastatur,etc.)
KH	Krankenhaus
KHBV	Krankenhausbuchführungsverordnung
KHG	Krankenhausfinanzierungsgesetz
KIGST	Kirchliche Gemeinschaftsstelle für elektronische Datenverarbeitung e. V., Frankfurt/Main
KOMSW	Kommerzielle Software
KRE	Kreditorenbuchhaltung
KREK	Kreditorenbuchhaltung im Krankenhaus
KOLK	Kosten- und Leistungsrechnung im Krankenhaus
LAG	Lagerbuchhaltung
LVA	Landesversicherungsanstalt
MAIK	Anlagenbuchhaltung im Krankenhaus
MARK	Materialwirtschaft im Krankenhaus (Lagerbuchhaltung)
NIE	Niedersachsen
NRW	Nordrhein-Westfalen
ORG	Organisationsbereich
PATAB	Patientenabrechnung
PATMED	Patienten- und Medizinische Versorgung
PATVER	Patientenverwaltung
PERSAB	Personalbuchhaltung
PFLEGE	Pflegebereich
rel.	relativ
RHP	Rheinland-Pfalz
RZ	Rechenzentrum
SAA	Saarland
SHO	Schleswig-Holstein

SPE	Spendengeldbuchhaltung
SW	Software (Programmierte EDV-Verfahren, Betriebssysteme, Datenbanksysteme)
TAS	Taschengeldbuchhaltung
WIRT	Wirtschaftsbereich
ZEDI	Zentrale Dienste

Anhang B

FRAGEBOGEN

MEDIZINISCHE HOCHSCHULE HANNOVER
Institut f. Med. Informatik

3 Hannover-Kleefeld, 15.3.1982

Sehr geehrte Damen und Herren!

Gestatten Sie bitte, daß ich mich heute mit einer Bitte an Sie wende. Ich weiß sehr wohl, welche Verwaltungsarbeit Sie belastet. Umso dankbarer wäre ich Ihnen, wenn Sie mir einige Informationen zukommen lassen könnten.

Ich bin Student im 8. Semester Informatik an der Technischen Universität Braunschweig und fertige derzeit meine Diplomarbeit am Institut für Med. Informatik der Medizinischen Hochschule Hannover unter Betreuung von Prof. Dr. P.L. Reichertz an.

Aufgabe meiner Arbeit ist es, eine Systemanalyse des Ist-Zustandes der unterschiedlichen Verfahren für die Bearbeitung kaufmännischer und medizinischer Informationen in Krankenhäusern durchzuführen mit dem Ziel, Informationen zu erhalten, in welchem Umfang die Krankenhäuser in der Bundesrepublik die EDV benutzen und welche Programmsysteme eingesetzt werden. Der Schwerpunkt liegt dabei auf der kraft Gesetz eingeführten kaufmännischen Buchführung und der Abrechnung.

Um im Rahmen dieser Arbeit den Ist-Zustand zu erheben, habe ich an Sie beiliegend einen Fragebogen mit der Bitte um Ihre Hilfe versandt. Sämtliche Fragen sind so aufgebaut, daß sie schnell durch einfaches Ankreuzen vorgegebener Antworten beantwortet werden können. Lediglich drei Fragen sind kurz stichwortartig zu beantworten, so daß Sie in wenigen Minuten den Fragebogen bereits als erledigt betrachten können. Um Ihren Aufwand weiterhin zu vermindern, habe ich einen adressierten Umschlag zur Rücksendung beigelegt. Sollte die eine oder andere Frage zeitaufwendige Rückfragen Ihrerseits erfordern, lassen Sie diese bitte lieber unbeantwortet, als daß der Fragebogen aus Zeitmangel unbeantwortet bleibt.

Wir wollen mit dieser Arbeit Informationen erhalten über den Grad der Umstellung auf die kaufmännische Buchführung, die einzelnen verwendeten Softwareprodukte und die Tendenzen hinsichtlich der weiteren EDV-Einführung in deutschen Krankenhäusern. So sollen auch Ergebnisse und Aussagen der ausgewerteten Umfragen Hilfestellung und Unterstützung bringen sowohl für Krankenhäuser mit EDV-Einsatz als auch für solche, die den EDV-Einsatz planen. Wir werden die Ergebnisse entsprechend veröffentlichen. Sollten Sie in den Verteiler der Veröffentlichungen aufgenommen werden wollen, markieren Sie dies bitte an der entsprechenden Stelle des Fragebogens.

Ich bitte Sie herzlich um Ihre Hilfe, denn das Ergebnis und der Erfolg meiner Diplomarbeit hängt von einer hohen Rücklaufquote und einer ausführlichen Beantwortung des Fragebogens ab.

Mit herzlichem Dank verbleibe ich

W. Lordieck

MEDIZINISCHE HOCHSCHULE HANNOVER

Institut
für Medizinische Informatik
Prof.Dr.P.L.Reichertz
Postfach 61 o1 8o

3ooo Hannover 61

FRAGEBOGEN

zur Erhebung des Ist-Zustandes
für die Darstellung des EDV-Einsatzes in den deutschen Krankenhäusern
mit Schwerpunkt der kaufmännischen Buchführung und Abrechnung

Sämtliche Fragen sind durch ein oder mehrere Kreuzchen zu beantworten. Lediglich zu den Fragen C4,C5,C9 bzw. D5 sind einige Stichworte erbeten.

A. Allgemeine Fragen zu Ihrem KH/K(Krankenhaus/Klinikum)

1. In welcher Trägerschaft steht Ihr KH/K?

☐ Universität
☐ Stadt, Gemeinde, Landkreis, Bezirk
☐ Bund/Land
☐ LVA/BVA
☐ Frei gemeinnützig allgemein
☐ Frei gemeinnützig konfessionell
☐ Frei gemeinnützig Rotes Kreuz
☐ Privat

2. In welcher Größenklasse liegt Ihr KH/K bzgl. der Bettenkapazität?

☐ unter 25
☐ 25 - 49
☐ 5o - 99
☐ 1oo -149
☐ 15o -199
☐ 2oo -299
☐ 3oo -399
☐ 4oo -599
☐ 6oo -799
☐ 8oo -999
☐ 1ooo-...

3. Bestimmen Sie bitte die Art Ihres KH/K bzgl. der Zweckbestimmung!

Akut-KH/K

- [ ] AllgemeinKH/K
- [ ] FachKH/K

Spezial/Sonder-KH/K

- [ ] AllgemeinKH/K
- [ ] FachKH/K

4. Bestimmen Sie bitte Ihre medizinischen Fachabteilungen, die in Ihrem KH/K vereinigt werden!

- [ ] Innere Medizin
- [ ] Unfallchirurgie
- [ ] Chirurgie
- [ ] Thorax-Vasculär-Chirurgie
- [ ] Anästhesie
- [ ] Pädiatrie
- [ ] Orthopädie
- [ ] Urologie
- [ ] Pathologie
- [ ] Neurologie
- [ ] Psychiatrie
- [ ] Neurochirurgie
- [ ] Geriatrie
- [ ] Labormedizin
- [ ] Gynäkologie u. Geburtshilfe
- [ ] Röntgen- u. Strahlenheilkunde
- [ ] HNO-Krankheiten
- [ ] Augenkrankheiten
- [ ] Zahn- u. Kieferkrankheiten
- [ ] Infektionskrankheiten
- [ ] Haut- u. Geschlechtskrankheiten
- [ ] Lungenkrankheiten
- [ ] Tbc
- [ ] Kur,Sanatorium,Pflege

Fügen Sie bitte -wenn vorhanden- weitere hinzu!

5. Über welche medizinischen Einrichtungen bzw. Behandlungsbereiche verfügt Ihr KH/K?

- [ ] Nuklearmedizin
- [ ] Aufnahmestation
- [ ] Unfallstation
- [ ] Intensivstation
- [ ] Wachstation
- [ ] Apotheke
- [ ] Klinisch-chemisches Labor
- [ ] Herzkatheter-Labor
- [ ] Lungenfunktions-Labor

Fügen Sie bitte -wenn vorhanden- weitere hinzu!

B. Allgemeine Fragen zur Buchführung/Abrechnung in Ihrem KH/K

1. Inwieweit ist bei Ihnen bereits die Umstellung auf kaufmännische Buchführung abgeschlossen?

☐ (teilweise) abgeschlossen

Auf welche Bereiche haben Sie bereits umgestellt?

☐ Debitorenbuchhaltung
☐ Kreditorenbuchhaltung
☐ Anlagenbuchhaltung
☐ Lagerbuchhaltung
☐ Baubuchhaltung
☐ Verwahrgeld(Taschengeld)buchhaltung
☐ Spendenbuchhaltung

☐ Umstellung steht insgesamt noch aus

2. Wird bei Ihnen eine Kosten- und Leistungsrechnung durchgeführt bzw. ist sie geplant?

☐ Ja
☐ Nein
☐ Geplant

3. Führen Sie die Buchführung/Abrechnung innerhalb Ihres KH/K selbst durch oder ist die Buchführung/Abrechnung für Ihr KH/K in einem zentralen Amt für Krankenhäuser Ihres Regionalbereichs zusammengefaßt?

☐ eigenständige Buchführung/Abrechnung im KH/K
☐ regional zusammengefaßte Buchführung/Abrechnung außerhalb des KH/K

4. Setzen Sie die EDV als unterstützendes Mittel in Ihrem KH/K ein?

☐ Ja, dann beantworten Sie bitte die Fragen der Seiten 4 bis 7

☐ Nein, dann beantworten Sie bitte die Fragen der Seite 8

BEI EDV-EINSATZ:

C. Fragen zum Einsatz der EDV in Ihrem KH/K

1. Haben Sie vor bzw. nach Umstellung auf kaufmännische Buchführung die EDV für Ihre administrativen Aufgaben verwendet?

- [ ] vor Umstellung
- [ ] nach Umstellung
- [ ] vor und nach Umstellung

2. Wer entscheidet über das EDV-Konzept und über den Einsatz der EDV in Ihrem KH/K?

- [ ] völlig selbständig in den Kliniken/im Krankenhaus
- [ ] koordinierendes Gremium im KH/K in Verbindung mit Träger
- [ ] ausschließliche Entscheidung des Trägers
- [ ] übergeordnete Dienststelle des Landes
- [ ] übergeordnete Dienststelle im Kommunalbereich

3. Wo findet in der Hauptsache die Verarbeitung der Daten Ihres KH/K statt? (RZ = Rechenzentrum)

- [ ] außer Haus im kommunalen RZ
- [ ] teilweise im kommunalen RZ
- [ ] außer Haus im RZ des Trägers
- [ ] teilweise im RZ des Trägers
- [ ] außer Haus im RZ Ihres Vertragspartners
- [ ] teilweise im RZ Ihres Vertragspartners
- [ ] im eigenen RZ

4. Benutzen Sie eine eigene EDV-Anlage für Ihre administrativen Aufgaben? (EDVA = EDV-Anlage)

- [ ] eigene EDVA, gemietet
- [ ] eigene EDVA, gekauft
- [ ] nein

Welches Rechensystem benutzen Sie dazu in Ihrem KH/K?

Rechnertyp:

Betriebssystem:

Hersteller:

5. Benutzen Sie eine Fremdanlage für Ihre administrativen Aufgaben? (DFO = Datenfernübertragung)

- [ ] Front-End-Rechner(Intellig. Dat.erf.) - DFO - Fremdanlage
- [ ] Terminal - DFO - Fremdanlage
- [ ] Datenerfassung auf Lochstreifen - Post,Kurier - Fremdanlage
- [ ] Datenerfassung auf Diskette - Post,Kurier - Fremdanlage
- [ ] Datenerfassung auf Magnetbandkassette - Post,Kurier - Fremdanlage
- [ ] Datenerfassung auf maschinenlesbaren Belegen - Post,Kurier - Fremdanlage
- [ ] nein

Um welches Rechensystem handelt es sich bei der Fremdanlage?

Rechnertyp:

Betriebssystem:

Hersteller:

6. Welche SOFTWARE haben Sie für Ihr KH/K eingeführt?

SOFTWARE mit Entwicklungsbüro/Softwarehaus

bundeseinh.	kommerziell	eigene Entwicklung
[ ] FINK	[ ] IDIK(Krupp Gem. DV)	[ ] OLIVIA(Med.Hochschule Hannover)
[ ] KOLK	[ ] KIGST-SYS(KIGST)	
[ ] MAIK	[ ] KIDICAP(KIGST)	
[ ] BAIK	[ ] ORG.&PROG.DOKU. im KH/K(Hohner GDC)	
[ ] MARK	[ ] PATSYS(C.H.F.Müller	
[ ] KREK	[ ] PARADE im	
	[ ] LABOSYS Unternehmens-	
	[ ] RADOS bereich der	
	[ ] NUMOS Phillips GmbH,	
	[ ] PHAMOS Med. DV)	

Fügen Sie bitte -wenn vorhanden- weitere hinzu!

7. Welche Kontenklassen der Finanzbuchhaltung werden durch den EDV-Einsatz abgedeckt, welche sind dafür geplant?

geplant	besteht	
[ ]	[ ]	Debitorenbuchhaltung
[ ]	[ ]	Kreditorenbuchhaltung
[ ]	[ ]	Anlagenbuchhaltung
[ ]	[ ]	Lagerbuchhaltung
[ ]	[ ]	Baubuchhaltung
[ ]	[ ]	Verwahrgeldbuchhaltung
[ ]	[ ]	Spendenbuchhaltung

8. In welchen Bereichen setzen Sie die EDV dm Dialogbetrieb ein? Welche Bereiche sind geplant?

geplant	besteht	
Verwaltung		
☐	☐	Patientenaufnahme
☐	☐	stationäre Patientenabrechnung
☐	☐	ambulante Patientenabrechnung
Versorgungs&Wirtschaftsbereich		
☐	☐	Bestandsführung
☐	☐	Apotheke
☐	☐	Blutbank
Organisation		
☐	☐	Personaleinsatz
☐	☐	Bettenbelegungsplan
☐	☐	Planung von Vorsorgeuntersuchungen
☐	☐	Informationsaustausch via Terminal
Pflegebereich		
☐	☐	Intensivpflege
☐	☐	Wachstation
☐	☐	Aufnahmestation
Behandlungsbereich		
☐	☐	Nuklearmedizin
☐	☐	Auswertung von Untersuchungen über Therapieergebnisse
Dokumentation		
☐	☐	Literatur-Dokumentation
☐	☐	Befund-Dokumentation
Diagnostikbereich		
☐	☐	Labor
☐	☐	Diagnoseunterstützung
Sonstige Bereiche		
☐	☐	Forschung
☐	☐	Ausbildung

Fügen Sie bitte -wenn vorhanden- weitere hinzu!

9. Wenn Sie 2 Jahre EDV-Einsatz hinter sich haben, dann beantworten Sie bitte in Stichworten die folgende Frage:

   a. Welche wesentlichen Probleme wurden durch den EDV-Einsatz ausgeräumt?

   b. Welche Probleme sind durch die EDV entstanden?

1o. Wollen Sie vom Ergebnis dieser Umfrage informiert werden?

☐ Ja
☐ Nein

Vergessen Sie bitte nicht,
die Anschrift Ihres Krankenhauses bzw. Klinikums hier festzuhalten.

ABSENDER:

Ich danke Ihnen herzlich für Ihre mühevolle Mitarbeit!

BEI GEPLANTEM EDV-EINSATZ:

D. Fragen zu einem möglichen EDV-Einsatz in Ihrem KH/K

1. Ist der Einsatz der EDV in Ihrem KH/K geplant?

☐ bis 1985
☐ später
☐ nein

bis 1985

2. Soll eine eigene EDV-Anlage bzw. eine Fremdanlage benutzt werden?

☐ eigene EDVA
☐ Fremdanlage
☐ eigene EDVA und Fremdanlage

3. In welchen Bereichen soll die EDV zum Einsatz kommen?

☐ Verwaltung
☐ Finanzbuchhaltung
☐ Versorgung
☐ Organisation
☐ Pflegebereich
☐ Behandlungsbereich
☐ Diagnostikbereich
☐ Forschung&Ausbildung

später

4. Gibt es schon Pläne für einen möglichen EDV-Einsatz?

☐ Ja
☐ Nein

nein

5. Welche Gründe haben Sie, die EDV nicht einzuführen?

Vergessen Sie bitte nicht,
die Anschrift Ihres Krankenhauses bzw. Klinikums hier festzuhalten.

ABSENDER:

Ich danke Ihnen herzlich für Ihre mühevolle Mitarbeit!

LITERATURVERZEICHNIS

1. Adam, W.: Modernes Krankenhaus (G. Grote Verlag, Köln/Berlin: 1970)

2. Adam, W.: Modernes Krankenhaus (G. Grote Verlag, Köln/Berlin: 1973)

3. Behrens, K.Chr.: Demoskopische Marktforschung (Gabler Verlag, Wiesbaden: 1961)

4. Behrens, K.Chr.: Handbuch der Marktforschung (Gabler Verlag, Wiesbaden: 1974)

5. Berekoven, L., Eckert, W., Ellenrieder, P.: Marktforschung (Gabler Verlag, Wiesbaden: 1977)

6. Beutel, P., Küffner, H., Schubö, W.: SPSS 8 (nach Nie/Hull) (G. Fischer Verlag, Stuttgart/New York: 1980)

7. Department of Computing Services: Waterloo SCRIPT REFERENCE MANUAL (University of Waterloo, Waterloo/Ontario/Canada: 1981)

8. Department of Computing Services: Waterloo SCRIPT USER'S GUIDE (University of Waterloo, Waterloo/Ontario/Canada: 1981)

9. Eichhorn, S.: Krankenhausbetriebslehre I (W. Kohlhammer Verlag, Stuttgart/Berlin/Köln/: 1975)

10. Eichhorn, S.: Krankenhausbetrieblehre II (W. Kohlhammer Verlag, Stuttgart/Berlin/Köln: 1976)

11. Gau, J., Kallweit, E., Überla, K.: Umfrage zum Entwicklungsstand der EDV in den Krankenhäusern der Bundesrepublik Deutschland Methods of Information in Medicine, 12 (1973) 85-90

12. Hartung, J.: Statistik - Lehr- und Handbuch (R. Oldenbourg Verlag, München/Wien: 1982)

13. Hentze, J., Metzner, J.: Kaufmännische Buchführung im Krankenhaus (W. Kohlhammer Verlag, Köln/Stuttgart/Berlin: 1978)

14. Hentze, J.: Kosten- und Leistungsrechnung im Krankenhaus (W. Kohlhammer Verlag, Köln/Stuttgart/Berlin: 1979)

15. Hüttner, M.: Grundzüge der Marktforschung (Gabler Verlag, Wiesbaden: 1974)

16. International Business Machines Corporation: GDDM (Graphical Data Display Manager) USER'S GUIDE Program Number 5748-XXH (IBM, New York/Winchester: 1980)

17. Kaiser, H.-J.: Statistischer Grundkurs (Kösel Verlag, München: 1972)

18. Kriz, J.: Statistik in den Sozialwissenschaften (Rowohlt Verlag, Hamburg: 1973)

19. Lordieck, W.: Systemanalyse des Ist-Zustandes der EDV-Involvierung in den deutschen Krankenhäusern 1982 (1.Teil: Studienarbeit) (Med. Hochschule Hannover, Hannover: 1982)

20. Lordieck, W.: Systemanalyse des Ist-Zustandes der EDV-Involvierung in den deutschen Krankenhäusern und rehabilitativen Einrichtungen im Jahre 1982 (Diplomarbeit Technische Universität Braunschweig/ Med. Hochschule Hannover, Hannover: 1983)

21. Marinell, G.: Statistische Rezeptsammlung (R. Oldenbourg Verlag, München/Wien: 1976)

22. Nie, N.H., Hull, C.H.: SPSS. Statistical Package for Social Sciences (McGraw Hill Verlag, New York: 1975)

23. Nie, N.H., Hull, C.H.: SCSS. A User's Guide to the SCSS Conversational System (McGraw Hill Verlag, New York: 1980)

24. Reichertz, P.L.: Medical School of Hannover Hospital Computer System (Hannover). In: Collen, M.F. (edit): Hospital Computer Systems, (Wiley, New York: 1974) 598-661

25. Reichertz, P.L.: Konzepte der Medizin und Informatik (Med. Hochschule Hannover, Hannover: 1981)

26. Reichertz, P.L.: Vorlesung: Med. Informatik II (Springer Verlag, Berlin/Heidelberg/New York: in Vorbereitung)

27. Reichertz, P.L.: Medical Computer Applications in Germany. Journal of Medical Systems, 1 (1977) 417-424

28. Reichertz, P.L.: Informationssysteme in der Medizin (IBM Deutschland GmbH, Bonn: 1975)

29. Reichertz, P.L., Koeppe, P.: Ausbildung in der Medizinischen Informatik. Vorträge und Diskussionen anlässlich einer Fachtagung des Fachausschusses 14 der Gesellschaft für Informatik, Berlin, 3.-4. 3. 1982. Reihe: Medizinische Informatik und Statistik, Bd. 39 (Springer Verlag, Berlin/Heidelberg/New York: 1982)

30. Reichertz, P.L. (Chairman and Editor): Working Group 1: Initial Training of Medical and Health Care Students. In: Pages, J.-C., Levy, A.H., Gremy, F., Anderson, J. (eds.): Meeting the Challenge: Informatics & Medical Education (Elsevier Science Publishers B.V. Amsterdam/New York: 1983), 317-330

31. Reichertz, P.L.: Curricula in Medical Informatics. Experiences in the Federal Republic of Germany. In: Pages, J.-C., Levy, A.H., Gremy, F., Anderson, J. (eds.): Meeting the Challenge: Informatics & Medical Education (Elsevier Science Publishers B.V., Amsterdam/New York: 1983), 79-95

32. Reichertz, P.L., Schmeetz, D.: Möglichkeiten und Grenzen der DV-Verfahren (nach einem Vortrag auf dem 19. Erfahrungsaustausch ADV Bund/Länder/Kommunaler Bereich, Hannover: 1982). Das Krankenhaus, (vorgesehen für 9/83)

33. Reinfeldt, M., Tränkle, U.: Signifikanztabellen statistischer Testverteilungen (R. Oldenbourg Verlag, München/Wien: 1976)

34. Revenstorf, D.: Faktorenanalyse (W. Kohlhammer Verlag, Stuttgart/Berlin/Köln/Mainz: 1980)

35. Sachs, L.: Statistische Methoden (Springer Verlag, Berlin/Heidelberg/New York: 1976)

36. Schneider, B., Schönberger, R. (Hrsg.): Datenverarbeitung im Gesundheitswesen (Springer Verlag, Berlin/Heidelberg/New York: 1976)

37. SPSS Inc.: SPSSx User's Guide. (McGraw Hill Book Company, New York/St. Louis/: 1983)

38. Tietz, B.: Die Grundlagen des Marketing (Moderne Industrie Verlag, München: 1975)

39. Wagenführ, R.: Statistik-leicht gemacht I (Bund Verlag, Köln: 1967)

40. Wagenführ, R., Thiede, M., Voss, W.: Statistik-leicht gemacht II (Bund Verlag, Köln: 1971)

41. Wedekind, H.: Systemanalyse (Carl Hanser Verlag, München: 1973)

42. Zetkin, M., Schaldach, H. (Hrsg.): Wörterbuch der Medizin (Bd.1) (DTV-Thieme Verlag, Stuttgart: 1980)

43. Zetkin, M., Schaldach, H. (Hrsg.): Wörterbuch der Medizin (Bd.2) (DTV-Thieme Verlag, Stuttgart: 1980)

NAMEN UND ABKUERZUNGEN

SACHVERZEICHNIS

Band 34: C. E. M. Dietrich, P. Walleitner, Warteschlangen-Theorie und Gesundheitswesen. VIII, 96 Seiten. 1982.

Band 35: H.-J. Seelos, Prinzipien des Projektmanagements im Gesundheitswesen. V, 143 Seiten. 1982.

Band 36: C. O. Köhler, Ziele, Aufgaben, Realisation eines Krankenhausinformationssystems. II, (1-8), 216 Seiten. 1982.

Band 37: Bernd Page, Methoden der Modellbildung in der Gesundheitssystemforschung. X, 378 Seiten. 1982.

Band 38: Arztgeheimnis – Datenbanken – Datenschutz. Arbeitstagung, Bad Homburg, 1982. Herausgegeben von P. L. Reichertz und W. Kilian. VIII, 224 Seiten. 1982.

Band 39: Ausbildung in der Medizinischen Informatik. Proceedings, 1982. Herausgegeben von P. L. Reichertz und P. Koeppe. VIII, 248 Seiten. 1982.

Band 40: Methoden der Statistik und Informatik in Epidemiologie und Diagnostik. Proceedings, 1982. Herausgegeben von J. Berger und K. H. Höhne. XI, 451 Seiten. 1983

Band 41: G. Heinrich, Bildverarbeitung von Computer-Tomogrammen zur Unterstützung der neuroradiologischen Diagnostik. VIII, 203 Seiten. 1983.

Band 42: K. Boehnke, Der Einfluß verschiedener Stichprobencharakteristika auf die Effizienz der parametrischen und nichtparametrischen Varianzanalyse. II, 6, 173 Seiten. 1983.

Band 43: W. Rehpenning, Multivariate Datenbeurteilung. IX, 89 Seiten. 1983.

Band 44: B. Camphausen, Auswirkungen demographischer Prozesse auf die Berufe und die Kosten im Gesundheitswesen. XII, 292 Seiten. 1983.

Band 45: W. Lordieck, P. L. Reichertz, Die EDV in den Krankenhäusern der Bundesrepublik Deutschland. XV, 190 Seiten. 1983.